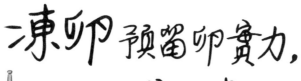

凍卵 預留卵實力，我的幸福我決定！

曾琬婷 Wan Tseng ———— 著

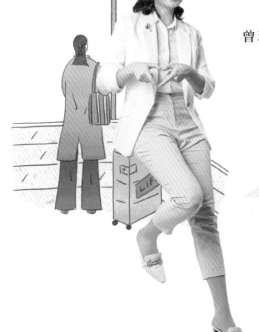

Chapter —1—　要生還是要升？ 生育與職涯的抉擇

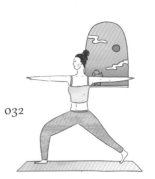

Chapter
— 2 —

在宇宙中心呼喊愛，
幸福在哪裡？

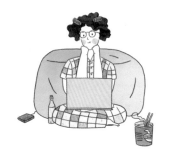

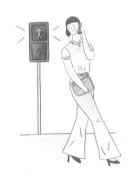

Chapter -3-　身體小問題，人生大問題 生殖趨勢報你知

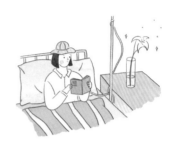

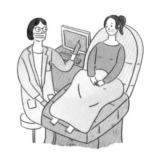

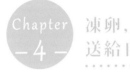

Chapter
— 4 —
凍卵，
送給自己的禮物

提升卵實力的身心靈保養術

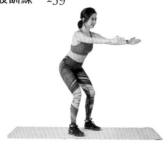

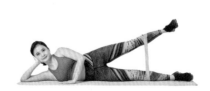

燻鮭魚吐司佐墨西哥酪梨醬

麥片海鮮粥

彩虹養卵佛陀碗

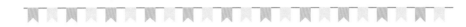

各界幸福推薦 （依姓名筆劃排序）

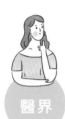

醫界

● **李怡萱** TFC 臺北婦產科診所主任醫師
生兒育女本是女性的天賦，但卻是期間限定。希望兼顧事業和家庭，及早行動（凍），時間可以是妳最好的朋友！

● **何彥秉** 台灣子宮內膜異位症醫學會祕書長
Wan 所觀察到的女性與生育的角度不一般，她所敘述的是個全面的真實視界，值得您仔細回味。

● **林子堯** 雷亞診所院長、身心科醫師
透過專業醫療協助，讓女性能過著更自由的人生，推薦現代女性必讀。

● **陳明哲** 台灣生殖醫學會理事長
一本愛護女性、充滿善意叮嚀的書，作者以切身經歷，提醒新時代女性，可藉由新科技保存生育潛能，實現美滿人生。

● **陳尚仁** 高雄柏仁醫院院長
Wan 以自身經歷配合實例，深入淺出地介紹凍卵的所有相關，值得推薦！

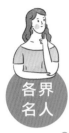

各界名人

● **王怡雯** TDEA 臺灣數位企業總會執行長
生命中有太多事情無法掌控，但是生育可以。用選擇「凍卵」
換來的每一秒，做自己真正渴望的事！

● **李美萱** 壹電視主播
女性必看的一本書，看完妳會想要積極行動，為自己的幸福，
預作準備，讓未來有更多選擇！

● **李育家** 中華民國全國中小企業總會理事長
Wan 超前佈署的概念讓我另眼相看，相信經過她的敘述，會讓
女性的生命過程得到適當的資訊協助。

● **李河泉** 「跨世代溝通」千萬首席講師
難得的「凍卵幸福論」！如果現在不夠幸福，那就先預留幸福。
如果現在還算幸福，就讓將來更加幸福。

● **周明緯** CAREhER 創辦人暨執行長
不管幾歲，瞭解妳的人生選擇和選項，謝謝 Wan 用最真實的心
情分享做凍卵選擇的心路歷程。

● **林福益** 城邦媒體集團業務總經理／「型男老總」說書人
幸福，永遠會發生，更值得在最美好的準備與等待之下，誕生。
如果說，生育是上天賦予女性最珍貴的能力；這本書，無疑開
啟了女性孕育這項能力更多的自主權與選擇。願所有女性因此
書而美好，為自己譜寫不一樣的凍卵幸福。

● **陳苑伊** 月亮褲＆谷慕慕創辦人
無論最終如何抉擇，知道自己擁有選擇權這件事本身，就是一
股強大的力量。

● **張育瑄 Veronica Chang** 旅英科技公司 FavourUp 創辦人

當生理時鐘不再是生育計劃裡的焦慮，經營妳想要的生活、成為自己，會更舒心、有力量。

● **黃慧珠** 台灣 IBM 公司前總經理

人生不能重來，但可以重設！在想要的時刻重設新的生活目標，定義新的幸福，而凍卵提供一個重要選項。

● **黃怡穎** 台中精機廠股份有限公司總經理室協理

如何讓自己更勇敢，不後悔地走過生涯的每一個階段，此書會帶給妳更多啟發。

● **黃欣宜 Frances Huang** 小暖健康、穆樂牙醫創辦人

要生還是要升？這是當代女性站在夢想與現實選擇的必經之路。這是本推薦給有理想抱負女性的暖心讀物。

● **葉揚** 暢銷作家

生命的故事從來都不是輕而易舉的，在本書中，我看見許多比小說更真實的人性題材，很高興在邁向自由的大道上，女人走的路，一天比一天更寬廣。

● **詹千慧** 資深外商經理人、企業顧問

人生沒有後悔藥，魚與熊掌真的無法兼得嗎？在妳勉力前進的過程中，凍卵可以幫妳買個保險！

● **鐘佳涵** 展昭國際企業股份有限公司董事長特助

千金難買早知道，讀這本書提前給自己選擇的權利！已凍胚的我，強力推薦女性必讀好書，決定自己的幸福。

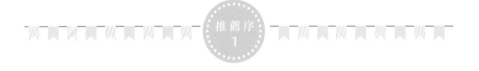

「凍卵的另類思考」

曾啟瑞

TFC 臺北生殖醫學中心創辦人兼執行長
亞太生殖醫學會（ASPIRE）祕書長暨第七屆會長
臺北醫學大學名譽教授暨醫學院院長（2004-2013）

　　高等的哺乳類，每次排卵只有一顆，以體內受精方式進行，且都是單胞胎，如人、牛、羊及鯨魚等。較低等的哺乳類，每次排卵的數目會更多，加上子宮較長呈 Y 字型如狗、貓、豬及小白鼠，所以懷孕常多胞胎。更低等的動物如魚類每次排卵就數以萬計，並且以體外受精方式進行，但夭折力高。1986 年澳洲華人 Christopher Chen 第一次發表使用人類卵子解凍後，成功受精，植入並產下一對雙胞胎，當時是使用慢速冷凍的技術。冷凍精子、卵子及胚胎技術在畜牧業早已行之有年，特別在育種、品種改良、人工授精，以及運送有其便利性及成效。

　　目前冷凍方式因為玻璃化技術的精進，使用 DMSO 的快速冷凍方式已經逐漸取代慢速冷凍，解凍後卵子及胚胎的復甦率、存活率都可達 90% 以上，因為女性在 35 歲之後有 70% 的卵子有染色體異常及老化的現象。Y 世代（1980 － 1990）出生的女性在生涯規劃與生育考量不能兩全之下，選擇暫時冷凍卵子時，此技術就可派上用場。

戰後嬰兒潮（1946 － 1964）的父母平均有三至四位兒女，當時每年有 40 萬個嬰兒出生，到 2021 每年出生嬰兒只剩下 15.3 萬，加上人口外移，死亡率超過出生率，從 2020 年開始每年以 18 萬人的速度逐漸減少，預計 2050 年台灣會少 500 萬人口。1980 年後出生的 Y 世代女性，目前是最大的就業族群，重視體驗而非所有權，如使用 Uber 代步而非買車，是訂閱經濟的推手。他們沒有嬰兒潮世代的包袱，比如要養育下一代、照顧上一代的壓力，自主性更高，價值觀也迥異。加上低薪及所得比不上高房價，晚婚、遲婚及不婚已成為社會普遍現象。受到 2009 年經濟大衰退及 2020 年 Covid-19 的影響，失業率比其他世代高，也更容易單身。這種社會變遷，造成 Y 世代選擇職涯的優先性及重要性遠大於養育兒女，少子化的國安危機更無法獲得舒緩。

根據 TFC 臺北生殖醫學中心這兩年統計，約有 10% 的 Y 世代女性選擇凍卵手術，以保有年輕的卵子來延續生育率。雖然政府在去年七月祭出生育補助政策，但是後續友善的托育政策、生育補助及產後彈性工時，如沒有辦法獲得改善，加上高漲的房價及低薪都會阻礙現代女性結婚及生育的意願。Y 世代女性選擇冷凍卵子只是上述待改善社會現象的一種權宜之計，在冰山下，要如何建立有效的婦幼政策，是值得我們深思的問題。

本書是作者留學英國六年之後，回國對於自己人「生」主動的選項，這也反映出 Y 世代女性的價值觀、態度及經歷社會文化的行為模式，雖然也許無法扭轉少子化的趨勢，但也是延後生育大計的權宜之計，對台灣未來人口變化的衝擊則是一種警訊，政府必須嚴肅面對立即而明顯的危機並解決此問題。

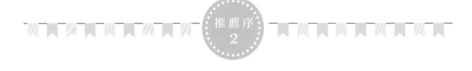

人生是場電動，
找到前進關卡的鑰匙

凡妮莎（曾穎凡）

凱娜棉條創辦人
台灣月亮杯群眾募資計劃發起人

「人生的意義在於留下下一代生命。」這是我先生跟我第一次約會，在我問他「你覺得人生的意義是什麼？」之後，他給我的答案。

當時身為七年級的我，是看慾望城市影集長大的。未婚、到處約會、自己賺錢自己花，一直是我的夢想，尤其我又是相對自由、有本錢恣意妄為、認為睡眠品質很重要的女性創業家，所以他的答案，讓我白眼翻到了天邊。

我壓根從來沒有想要生小孩、我不想對別人負責、而且我覺得小孩超可怕。但他告訴我，這是他讀了上千本書，自己找到的答案。

直到有一天我發現自己的肚子裡有了寶寶，世界變得完全不一樣。我開始為另外一個生命負責、以他的作息為首要原則、我開始了跟神隊友一起日日夜夜睡不飽之旅。（你知道嗎～我意外發現，睡不飽也是可以好好活著的呢！）

　　這趟旅程目前已經開始五年半，我依然抱持著享受育兒旅程的心，往計劃生第三胎的路上前進。而且也因為有感於兒少權益的不足，發起了非營利組織「不會教小孩行動聯盟」，藉由養育孩子，我發現自己原來是真心喜愛有關兒童權益的一切，所以，由我來推薦 Wan 這本凍卵書，意圖製造出更多的兒童，應該是很適合的吧（笑）。

　　不是說生孩子是萬能解，相反的，孩子將會是妳所有人生中挫折的來源：深夜時突然會有人站起來說「我現在想大便」、然後在妳很累很想睡個午覺時，他還在活蹦亂跳、再加上所有急速下降的存款。但這個月即將要四十歲的我，可以大聲說，這輩子做過最好的決定，就是生孩子。

　　因為有了他們，我感受到了自己超能的那一面：知道原來自己可以跟這些小半獸人講道理而從來沒有動手扁過他們，而他們給我的回報就是讓我每天都能抱著香香軟軟的孩子們睡覺。照顧他們的生命，讓我的生命也極具意義，這跟談戀愛時的迷戀、或工作上的成就感、或帳戶裡面的金錢是完全不同的事情。

　　想像妳的人生是一場電動，在打電動的時候，收集到一筆金幣，螢幕突然出現一個隱藏關卡：「要凍卵嗎？是／否？」

　　如果是我，會毫不遲疑地點下「是」。

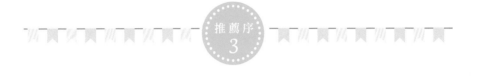

探尋幸福，留下「生路」

徐韻翔
壹電視新聞台專任主播

"The beauty of a woman is not in a facial mode, but the true beauty in a woman is reflected in her soul. It is the caring that she lovingly gives, the passion that she shows. The beauty of a woman grows with the passing years."

——Audrey Hepburn

女性的美，不在於外表，而是她的靈魂，是她給予的關懷以及展露的熱情。一個女人的美麗是隨著歲月而增長。

奧黛麗‧赫本這段名言，我非常喜愛，一位被美國電影學會評為「百年來最偉大女演員」名列第三位的世紀影壇巨星，充滿時尚、優雅魅力，晚年致力於人道慈善事業的善舉，讓她傳奇一生更添璀璨，也成為許多女性形塑的典範。

　　的確，在男女平權世代，身為新時代女性，擁有了更多自由、自主權和話語權，能夠實踐人生理想目標，女性立足社會、角色更加多元，但各種壓力也相形遽增，如何在職涯與人生各階段，從中取得平衡、更加圓滿，是一大難題。尤其身為女人，生理結構不可逆，女人的美麗隨著歲月而增長，但卵子量卻是隨著歲月而減少，花樣年華能夠活出自我，是一種幸福，在自我定義、探尋幸福的路上，如果生育屆齡、卻還未有生子打算，也請別忘了，為自己多留下一條「生路」——凍卵。

　　初見作者 Wan，印象中是在規劃一場大型論壇活動的內部組織會議上，她的舉手投足，散發慧黠自信光彩，在她身上，感受到一位年輕獨立女性，勇敢追夢的強大能量，後來才知曉，她在英國皇家藝術學院與帝國理工學院，攻讀二年，就完成兩校的工程與設計雙碩士學位，創新作品曾獲得超過 50 個國際媒體的矚目，在創新藝術領域發展成果優異，2019 年她投身亞洲旗艦型生殖醫學中心 TFC，融合所長，為國際品牌營運而努力，挑戰人生新里程碑，從求學到職場嶄露頭角，人生每一步，步步精彩。

　　在職場奮戰、總是充滿爆發力的 Wan，2020 年 11 月做了件事，讓我覺得相當有意思，在書中她分享了凍卵實際的經驗，適婚年齡的她，不急著交男朋友急就章結婚，而是先接受「凍卵療程」，作為送給自己的禮物，希望讓自己的人「生」，擁有更多選擇權，這是個非常聰明的決定。

我在媒體業待了 18 年，高壓的新聞工作環境，身邊許多女性朋友，常常都會面臨相同難題，「要先選擇『生子』還是『升職』？」、「已經單身多年，我的男友到底在哪裡？」、「我好怕嫁不出去、生不出來」等等，工作為重、沒時間交男朋友，高齡生育危機已經拉警報，仍蹉跎光陰、終究未解。

　　書中的五大主題，有關女性面臨人生階段與職涯的兩難抉擇、感情婚姻，以及生殖醫學之社會趨勢、提升卵實力的養生心法，如果您正面臨人生抉擇的十字路口，或許這本書，能夠陪伴您，一起探尋決定幸福的答案。

推薦序
4

「凍卵」可能是女性重要的人生籌碼

許倩芸
大夢想家網路平台創辦人

　　「凍卵」對很多時髦的女性來說，是件流行的事，也或許有人覺得「凍卵」這兩個字離我十萬八千里遠，是八竿子打不著的事。但，如果我告訴妳「凍卵」和我們這一生的圓滿、完整，是息息相關的；「凍卵」是我們女人一生中最重要的人生籌碼；「凍卵」是為了確保妳不要有「過了這個村，沒了這個店」的遺憾。那麼，妳是不是就會停下腳步來，仔細的看完這本書，然後定下心，認真思考「凍卵」這一件事？

　　我相信很多女生不打算生小孩的原因，不外乎是工作至上、要不就是太愛自己、太愛現在無拘無束的生活、再不就是擔心養不起小孩，又或是還沒遇到那位讓妳心甘情願生孩子的 Mr.Right。但是，會不會有一天當妳靜下心來，真正想要一個北鼻時，妳已經錯過最佳時機，再也沒有機會了？所以，我常常跟我身邊的女性朋友說：「妳們少買兩個包包的錢，把它拿來凍卵，五年後妳再來看，妳會發現：包包會過時，但妳當時存的卵，將會是妳人生中最重要的籌碼。妳可以選擇

不生小孩，但千萬不要等到想生時，只剩被選擇、被淘汰的命運。」

　　今天藉著寫推薦序的機會，我也想把這番話送給「還在猶豫此生到底要不要生小孩」的妳！「凍卵」是在儲存妳的籌碼，讓妳在人生重要的十字路口做抉擇時，能夠更從容、更有自信的做出每一個決定。而《凍卵預留卵實力，我的幸福我決定！》這本書，將會是準備為自己存下重要的人生籌碼時，最完整、清楚的百科全書。不用再費心上網、到處爬文蒐集資料，在書裡所有妳想知道、該知道、也必須知道關於「凍卵」的大小事，全部都在裡面了，在「凍卵」的路上，讓這本書成為最可靠的護身符，陪伴妳存下人生中最有利的籌碼，將幸福的決定權，掌握在自己的手裡。

　　祝福每一位將人生活出自己想要的樣子的妳！

推薦序
5

當代女性的闖關遊戲

張佳家 Jiajiach
臺灣吧共同創辦人＆營運長

如果我們把談戀愛、結婚、生育，看成是一個社會生存繁衍遊戲的幾個關卡，身為當代女性玩家，玩遊戲時八九不離十會「被迫」面臨這些主線任務。若我們同時想在這個成長過程中實踐自己的能力價值，就又會遇到如何兼顧工作這個非常值得討論的支線難題，尤其是走到了生育這個關卡。

依照 Wan 的說法，她現在是在面對找不到合適對象，遊戲卡關；而我自己是已經在面對養育兩個嬰童的最後一關，但這關感覺要停留半輩子。以我為例，其實如果退一步看是幸運的，順利談了戀愛，結了婚然後生了小孩，同時也還在工作（把自己累死），工作的部分一方面是自己創業，所以相對能夠建立一個育嬰和工作得到平衡的狀態。

先不跟大家聊工作平衡的問題，等 wan 出第二本書的時候我們可以再來討論這個支線當代議題。我們就先聊聊主線的媽媽狀態有什麼體悟想説。在感情路上走到我的境界，其實需要有很多不能操之在己的因素事情才能達成，例如遇到另一半的緣分、可以契合的價值觀、不小心中獎懷孕等，這些確實需要一些運氣卡牌以及跟時間有默契的配合，因為時間在這條路上非常公平與不公平，公平是所有人擁有的都一樣，不公平是我們女孩子在面對生育時有時間的壓力，所以每個階段也都要在「對的時間點」才能闖關成功。

時間在走，如果無法操之在己的沒遇到，那至少要抓住那些可以操之在己的。

如本書想傳達的概念，那些可以操之在己的，女性擁有選擇的權利。我們都可以選擇不玩遊戲，但當我們選擇登入這個社會的生存繁衍後代，維護人類文明遊戲時，時間光譜會讓我們被迫錯過了就沒了，但這本書揭露現在醫學技術給予女性更明確的選擇，凍卵讓我們可以不受時間的限制有如時間凍結卡牌，遊戲玩起來更沒有壓力。

那些可遇不可求無法操之在己的事物，就先別管了，看看自己有什麼選擇，我們的幸福我們自己決定！

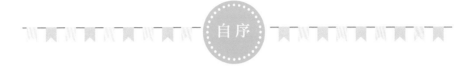

時鐘滴答聲中，
讓我們一起打造幸福！

曾琬婷 Wan Tseng

　　直到我進入了生殖醫學產業，才發現理解自己的生育時鐘，是非常重要的事。這裡所說的生育時鐘，指的是女性在一生中，可以生育的最佳時間點，是否要組成家庭和養育下一代，生與不生，是影響女性一生的重大抉擇，如何在滴答響的倒數聲中，把握黃金時段保持生育力，為可能的未來計劃、夢想和職涯做打算，是每一位女性都應該知道的事。

35 歲是女性生理時鐘的重要分水嶺

　　35 歲即為「高齡產婦」，是女性生理時鐘的重要分水嶺，33 歲的我，也即將邁入定義上的「高齡產婦」。我的背景是設計，曾在英國進行女性健康的新創創業，2019 年回台後，踏入生殖醫學領域進行營運與規劃的工作，和團隊一起打造了 TFC 臺北生殖醫學中心的品牌。

身為營運長、也是經營團隊的一員，我希望可以傳遞一般人也能簡單了解的生殖醫學知識，因為，生殖細胞也和其他器官一樣，會隨著年齡而老化。現今普遍晚婚的趨勢以及大眾對醫療科技發展的信任、女性教育程度提高等，使得新一代女性的生育時間不知不覺延後了。近年，台灣的生育力低落，然而我在 TFC 的診間，常見到想生的人生不出來，千辛萬苦不能如願的夫婦會傷心落淚，而苦盡甘來終於得子的準媽媽也會喜極而泣。

從社會趨勢來看，自己身邊的種種案例都顯示出，生不生下一代，會影響整體國家的競爭力，因此我常常笑說，生殖醫學產業的人真的是拯救國安危機專案的救火隊，廣結善緣，替想擁有自己寶貝的未來媽媽和爸爸圓夢！

許多朋友因為知道我跨領域到生殖專業，紛紛向我詢問許多與生殖相關的問題；此外，在臨床上，我也親眼看過很多女性來求診後低落的訴說「如果早知道」，或是錯失了「最佳黃金生育時間」的遺憾案例，讓我起心動念撰寫這本書，希望可以分享在邁入生殖醫學產業工作後，學習到的知識和案例，其實是和現代女性息息相關的議題。

凍卵，讓卵子也凍齡

你可能知道，年紀越大，越難懷孕；但你知道卵子年齡和實際年齡是同步老去的嗎？一台車子行駛 30 年後會出毛病，而一顆 30 歲的細胞，也同樣會隨著時間老化與退化，現在人人都可以維持著青春漂

亮又健康的外表，你的卵巢和子宮，到底又是幾歲呢？而凍卵，則可以讓卵子也凍齡。在女性的最佳時間先預存健康的卵子，保存於之後使用。本書討論的是最近流行的凍卵（Social Egg Freezing）議題，更訴說著社會對女性的期待，這些女孩們如何面對職涯困境及生育關卡，「冷凍卵子」到底是利是弊？

她們經歷過的問題，我也曾有過

當初在英國倫敦擁有創業熱忱的我，希望能衝刺事業的時間可以無限延長，深怕機會丟失，但因在醫療環境工作的薰陶，我很早就知道卵子老化的問題，但又不想馬上進入婚姻生子，而這就與自己的未來規劃產生拉扯。我想知道，面對女性生理上的限制和某些傳統價值觀的天花板時，關於夢想、職涯、感情、婚姻、生育、人生規劃等的選擇，該如何取得平衡？

找尋答案的過程，讓我完成了這本書，透過這本書，希望跟女孩們分享找到自己幸福的方程式。本書共分為五章，第一章的職涯篇，講述現代女性普遍追求自己的舞台，她們要生育還是升職、面對重大決定時該如何取捨？一位專注事業的女子，可能在面試中被主考官問到：「請問之後會有生育計劃嗎？」簡單的一句話就代表了社會上普遍認同，懷孕生子會影響工作效能和女性職涯發展，甚至被戴上對工作效率打折扣的帽子，曾經擁有自己團隊的我也了解，有時這是企業不得不考慮的。

接著，在第二章討論現代人的感情關係和婚姻態度、變動性的家庭計劃與非結婚的新型態感情模式，是否生育孩子延續下一代的思辨。台灣 2020 年的新生兒數據低於死亡人數，陷入生不如死的窘境，現在單身貴族是導致少子化的主因嗎？若決定不生小孩，未來會不會後悔？若想生小孩，卻發現趕不上生理時鐘，甚至可能不孕，該怎麼辦呢？恐懼懷孕是因為未來的養育之路漫漫，認為有了孩子後會影響自由和生活品質，擔心各式問題，這些都是現在正在發生的社會現象。

　　第三章中，則探討了生理小問題也許導致人生大問題，除了關注自己的健康，若天有不測風雲之時，該如何超前部署生活中的隱藏危機，以及很重要的生殖醫學趨勢。

　　第四章，則來自是我個人經驗的凍卵實記，以創業家的角度來講述凍卵的動機、細數過程中的心情與體驗，以及凍卵之前你最應該知道的事。

　　最後，第五章以優雅生活為出發點，分享我在準備凍卵前後替現代女子設計的身心靈保養工具書，從規律生活及建立正向心態開始，如何和朋友分享我的凍卵念頭呢？想凍卵又該如何做事前準備、凍卵後的調理，讓質感女子透過行動來決定自己的健康生活態度。

這是一本關於「選擇」的書

當女性面對影響一生的重要決策和判斷之前，了解女性的健康知識及生育時鐘，並充分了解自己的身體很重要。環境中的變因我們不一定能控制，不需覺得受制於大環境或社會的期待，拿到什麼卡牌可能取決於命運，但怎麼成就一手好牌局，來自於我們的選擇。

特別感謝 TFC 臺北生殖中心的醫生群、營養師、行銷團隊，一同將女性生殖相關的知識轉化成淺顯易懂的話語，把常見的凍卵迷思彙整，感謝人美字也美的靜茹護理長的賜字，以及原水編輯團隊的大力協助。希望這本書可以帶給讀者新的想法，掌握自己的生育時鐘，成為無論理性、感性都能兼顧自身選擇的新生代女性。

希望透過書中的 12 則故事，讓大家找到理想的自己，成就自己的夢想。幸福，可以掌握在自己手中。

Chapter

— 1 —

要生還是要升？
生育與職涯的抉擇

理想與生育從來不是平行線
更不必二選一

怡安｜理財顧問

凍卵年紀：**40** 歲

最後凍卵數：**25** 顆

PS. 尚未結婚生子

現實中誰也沒有能力回到過去，

人的一生總是在做選擇，

我想對還有選擇權的人說，

如果有機會一定要好好把保握並馬上行動。

凍卵，是把幸福的機會留給對的人

怡安從學校畢業後即投入職場工作，她的第一份工作是行銷公關，工作型態常是一早出門，直至看到第二天的日出才結束。當時幾個同事還互相開玩笑說，有誰像他們一樣，免排隊就能吃到號稱十大必吃的早餐名店。當時怡安與同儕樂此不疲，因為青春正盛，因為理想很多；夢想更大，人生目標就是追求自我價值的提升。

幾年下來，工作經驗不斷累積，怡安像打怪一樣一路衝撞，從小菜鳥變成主管，開始陸續參加了幾場好友和同事的婚禮，漸漸地眾人的話題從工作來到家庭和婚姻。然而全心投入工作又要找到可以目標一致，認同她對事業熱忱的男人並不容易。

或許有人在婚姻中找到價值，那對怡安來說過於虛幻，結婚是一種選擇；不婚不生當然也是一種選擇，她的人生價值是在工作中建立自我，如果希望 35 歲前收入能破百來萬，40 歲前完成在市中心的購屋計劃，那麼她沒有時間可以浪費。

「沒考慮結婚嗎？」
「再不生就要變高齡產婦啦……。」

雖然怡安常被周遭親友關心婚姻大事，她也知道女性的生育年齡有其限制，但總不能隨便找個人嫁吧！儘管也遇過適合的對象，一談到工作和家庭的取捨，最終還是無法獲得共識。同時她也在思考，若進入婚姻是否就要捨棄職涯，兩者的平衡點究竟在哪裡？

時間就這樣一年一年地過去，怡安轉戰理財顧問服務，來往國內外為客戶奔波管理財富，成為亞洲區的主要負責人，並和幾位好友成立了顧問公司。決定創業後，怡安幾乎把所有重心都放在工作上，因為投入了辛苦存下的半數資本，她對自己說只許成功不準失敗。顧問公司成立的第一年，怡安完全沒有休息日，她一人當好幾人用，直到公司打出知名度後。即便公司已上軌道，怡安仍是戰戰兢兢，一刻都不能放鬆。

　　朋友也常對怡安半開玩笑說，能力這麼強，這麼拚事業，還要不要考慮結婚啊！怡安聽了總是笑笑不作聲，她常在夜深人靜的辦公室加班時，思索這個問題。如果現在放棄創業，轉而追求感情，以後恐怕很難再有這樣拚博的機會了。

　　那天，一如往常怡安加班到夜深，她總是最後一個人離開公司，當收拾完準備起身時，突然辦公室停電，周遭一片黑暗，辦公室的門霍地被推開，幾個同事捧著生日蛋糕高唱：「Happy birthday to you……。」她一時楞住，幾個熟悉的面孔熱情迎來，有人捧花、有人拿禮物，怡安眼眶一熱，忙到忘了自己的生日卻有人幫她記著，這份盛情讓她心頭暖暖，疲憊一掃而空。怡安將蛋糕上 18 歲的蠟燭吹熄，大家起鬨要她許願，怡安公開前二個願望，希望這群好夥伴幸福健康、工作順利，第三個願望，照慣例要放心底保留給自己。

　　怡安記得 20 歲的生日願望是希望大學順利畢業，考上研究所，30 歲時許願日後擁有自己的事業。轉眼間，40 歲了，她也真夠努力一步步完成自己的目標，那麼今年她要許什麼呢？

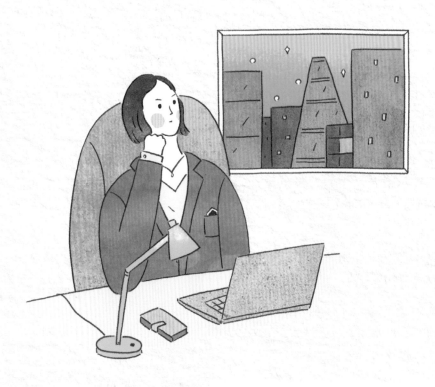

夜深人靜時，
怡安思索創業機會與感情如何取捨

「找到好男人！」團隊裡最鬼靈精怪的行銷小編大聲喊著。

「生個小寶寶！」另一個附和。

「混血兒比較可愛。」

「那要找個歪國帥哥才行⋯⋯。」

生日願望，保留未來的選擇權

開車回家途中，怡安打開廣播聽到節目正在訪談一位跨國事業做得十分成功的女性高階經理人美伶，主持人提及美伶的家庭與事業如此成功美滿，更是人人欣羨的對象，若人生還可以獲得一項能力，會希望是什麼？怡安還在思考著答案時，廣播中美伶原本高昂的語調明顯地沉了下來，她幽幽回答：「如果可以，我希望得到時間暫停的能力。我想回到 30 歲，然後我會告訴 30 歲的我，妳現在要就凍卵，要不就趕快生一個，不然 40 歲的妳一定會為之前的選擇後悔。」

隔著廣播，怡安都能感受到高階經理人美伶的語調有多麼失落，她記得曾在新聞看過相關報導，她為了求子努力好幾年，卻始終未獲眷顧。「現實中誰也沒有能力回到過去，人的一生總是在做選擇，我想對還有選擇權的人說，如果有機會一定要好好把握並馬上行動，不管那是什麼。」美伶最後留下了這段意味深長的話語。

怡安聽了有點入神，她想著生日蛋糕上毫無頭緒的第三個願望，「我希望對任何事都能保有選擇權。」怡安在心底默唸著，此刻對向車道的綠燈剛好亮起，彷彿也在回應她。

　　日子依舊忙碌，幾個大專案接連下來，讓怡安沒有多餘心思考慮其他事，卻在一次國內業務拜訪契機下，體驗了在生殖中心的 AMH 檢測（AMH 是評估卵子庫存的重要指標）與超音波診察，她想著反正只是應付應付，畢竟早早就過了生育黃金期，因此也已不抱任何期待，沒想到超音波師突然一句：「妳的卵巢比實際年齡還要年輕 10 歲。」讓她有點反應不過來。

　　她一愣，只聽過外表凍齡，倒沒聽過卵子也凍齡的。「卵巢越年輕代表卵子越多，代表有較高的受孕能力。」如果重要的話要說三次，怡安希望超音波師可以重複十次都沒關係。原以為自己已經放棄，對生育早已看得雲淡風輕，沒想到不是不想，而是以為錯過而不能。

　　怡安看著報告單上「足齡 40 歲」的數字，意味著她已快走過人生的二分之一，如果上半場已成功地完成事業目標，下半場她該做些什麼？怡安想起女強人的那段話：「人的一生總是在做選擇，如果有機會一定要好好把握並馬上行動。」走出生殖中心，怡安望著暗下的天空，川流的車潮變得明亮閃爍，雖然十分疲累，但心底有股意念正慢慢強大起來。這幾年，不管有心或無意，總有人在提醒她，人生的下一階段再不急起直追，就來不及了，沒想到老天已幫她做好安排。生日蛋糕上的第三個願望，就是要她付諸行動。

　　時間就是最寶貴的籌碼，怡安很快地便和診所約定時間進行凍卵。回想心境的轉變，怡安說：「我努力工作，為生活、為夢想做準備，現在我要為自己的生育做準備，當我一切都準備好了，也等於保留了未來的選擇權，我依舊可以擁有給予幸福和延續生命的能力。」

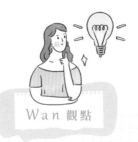

Wan 觀點

成就夢想很難不容易，但偏偏最精采與值得探究的，是在於它的困難和選擇。女性除了家庭也需要事業的支持，然而當男性全力拚搏事業時，不太需要考慮生育年齡的限制。男性一生約可製造萬億隻精子，而且每天都是新鮮貨出爐，而女性的卵子數從出生時就已決定，出生時會生產出百萬顆卵泡，到成年後約會減少為十萬顆，接下來，會依據月經週期每個月慢慢排出成熟的 1-2 顆卵子，女性一生發育成熟的卵子數為 400 顆左右，而卵子數量又會隨著年齡增加而逐漸變少。

女性若要事業與家庭兩者兼顧，就得先將生育納入計劃，讓自己在未來更具彈性。若能在有選擇前先做好投入人生下半場的準備，讓不確定的事成為篤定，自然可以減少很多後顧之憂。

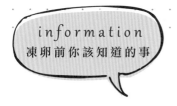
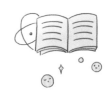

information
凍卵前你該知道的事

1 AMH 值檢測是什麼？

AMH，全名為 Anti-mullerian Hormone（抗穆勒氏管荷爾蒙），是由卵巢內濾泡顆粒細胞所分泌之荷爾蒙，女性青春期時分泌量最高，對於排卵和濾泡成熟有調控之功能。AMH 數值高時，表示卵巢卵子庫存充足，AMH 低時，表示卵巢卵子庫存低。透過抽血進行 AMH 檢測，可以了解女性卵子的庫存量是否在該年齡層區段為正常水平。

2 AMH 和年齡的關係？

正常年輕女性的 AMH 數值為 2～5 之間，隨著年齡增長 AMH 會逐漸下降，40 歲以後 AMH 會下降至 1 以下。若在 40 歲以前，AMH 指數低於 1，則為「卵巢早衰」。

年齡	AMH 平均值（ng/ml）
≦ 30 歲	3.94
31～35 歲	3.31
≧ 36 歲	1.98

參考資料

Hwu, Y. M., Wu, F. S. Y., Li, S. H., Sun, F. J., Lin, M. H., & Lee, R. K. K.（2011）. The impact of endometrioma and laparoscopic cystectomy on serum anti-Müllerian hormone levels. Reproductive Biology and Endocrinology, 9（1）, 1-8.

1-2 生活中隱藏的危險因子
——知識女子的超前部署

寶兒｜記者

凍卵年紀：**30** 歲

最後凍卵數：**13** 顆（兩次取卵）

PS. 已自然懷孕中

卵巢只會隨著時間越來越加速老化，

唯有做好萬全準備才能為自己贏來成功的「生」機。

超前部署是為了保留「生」機

「世紀大滅絕？男性精子數急遽下滑，2045 年恐降至 0，專家憂人類瀕臨絕種！」夜晚的報社辦公室爆出笑聲，幾名編輯和記者看著紐約《衛報》的報導討論連連。

「哇，這是什麼？英國研究嗎？」

「要不要我們也來做一篇專題報導？少子化的議題最近不是很熱？」生活線記者提議。

晚上十點，ABC 媒體集團的辦公室內仍燈火通明，大家喧鬧完又各自忙碌起來。寶兒剛完成兩篇採訪稿，盯剪完一支影片，確認明天的採訪大綱都 OK 後，終於可以準備下班。她伸了伸懶腰，電腦螢幕上的新聞畫面仍停在那則英國報導。

「未來人類生育危機造成的全球威脅，堪比氣候變遷。現代生活、飲食，時常接觸到各種化學物質，因此威脅人類的性器官發育與生殖能力……」寶兒托腮沉思，順手關掉電腦，收拾桌面時，攝影組的幾個同事收工回來，正相約等等要吃麻辣鍋，問她要不要參一咖？寶兒快速回想一整天的工作流程，一路忙到深夜，才發現整天下來沒有好好地坐下來吃上一頓。「好哇！」她回應。

寶兒就是這麼一個 24 小時都精力充沛的人，即使身處在高壓環境的傳媒工作，仍有辦法擠出時間，工作之餘聽演講、上課，當團購主做代購，可說是時間管理大師，做任何事都要超前部署，什麼事到

她手裡都能妥妥當當。這天寶兒和隔壁組的醫藥記者正討論不孕症專題的製作，同仁一句：「結婚一年又沒有避孕，就是不孕囉！」寶兒正吃著小攤上買來的湯麵，聞言好像喉嚨卡住一根魚刺，她抬頭看著同事問：「一年？我以為三年以上才算！」醫藥記者搖手指，指正：「熱湯裝在塑膠袋，小心吃進塑化劑會造成卵巢早衰。」寶兒年近30歲、結婚二年餘，並未特別避孕，可是肚皮一點消息都沒有，想到這兒，食慾一下全沒了。

今日難得寶兒夫妻倆都提早回家，兩人很久沒有在 12 點前一起雙雙就寢，往往都是寶兒抱著筆電上網，老公坐在書桌前看著公司報告，忙完後各睡各的，能像現在這樣同眠，好像是上個世紀的事了。寶兒將頭靠在老公肩上，輕聲說：「最近有個英國研究很好笑，說男性精子數急遽下滑，到 2045 年恐會降至 0 耶。」

「妳做新聞也應該聽過世界七大不可相信吧！」寶兒不解地看著先生，懷疑最近是不是錯過什麼新資訊了。「就是英國研究、中國製造、日本禮貌、美國友善、南韓起源、北韓宣布還有台灣報導。」寶兒笑出來，舉這例子也太反差。「可是，我最近在做不孕症議題，相關資訊搜尋愈多我愈擔心，生活作息不正常、三餐不定時、工作壓力大，我全中耶！」

見老婆一臉代誌大條的樣子，老公沉吟半晌，也起身摟了摟她，「如果擔心，那麼找個時間做檢查吧。」寶兒點點頭，夫妻間有些話還是得開誠布公地說出來才能知道彼此的想法。

　　排出休假日，寶兒在友人介紹下，前往一家生殖中心進行 AMH 檢查，由於這項檢查只需抽血無需禁食，隨時都可以檢驗，讓寶兒放鬆不少。幾天後報告出爐，寶兒不安地坐在診間，醫師表示她除了 AMH 指數偏低，還有卵巢早衰的問題，頓時，她像被人冷不防地從後腦重擊，醫師接著又說，可能提早進入更年期，讓她的世界瞬間暗了。

30 歲的你也可能卵巢早衰

　　「正常年輕女性 AMH 指數在 2 ～ 5 之間，40 歲以後 AMH 會降到 1 以下，從報告來看，妳的卵子已經偏少了。」原以為卵巢早衰應該是超過 40 歲才會發生的事，她也不過才 30 歲初頭，竟有這樣的問題，當下有點難以接受，眼淚在眼眶中打轉。

　　「怎麼會這樣呢？難道真的是塑化劑的問題？」寶兒問醫師。「卵巢早衰的原因有許多，環境或生活型態影響，比如塑化劑、吸菸、空氣污染，長期壓力大或作息不正常，遺傳疾病或卵巢曾動過手術……，總之，妳應該在未嚴重衰退前做好懷孕計劃。」醫師對她提出建議。

　　寶兒收起情緒，快速地在腦子裡轉了一圈，想著任何一個可能解決的辦法。「有什麼緩解卵巢老化的方法嗎？譬如說改變作息和飲食習慣，少吃油炸和加工食物……等等。」

　　醫師給了寶兒一些凍卵的參考資料，並告訴她：「這些當然都可以，不過卵巢只會隨著時間越來越加速老化，凍卵也是可以考慮的選

項，凍結健康的卵子，之後想生寶寶時再來使用。不過，若有計劃生育還是要趕快進行，不要再拖囉。」

　　寶兒不知道自己怎麼離開診所的，當她回過神時，才發現自己坐在公園的長椅上，手上拿著相關的凍卵資料。方才在診間聽到可能無法生育，眼淚就這麼掉下來。呆坐在公園好一會兒，寶兒重新打起精神，給自己信心喊話。「發現問題只要面對解決，總有辦法吧。」寶兒拿出平日工作時的戰鬥力，這次她要為自己的人生和時間戰鬥。正在衝刺明年各種新聞獎項的寶兒，暫時不考慮當媽媽，從她投身新聞工作以來，努力挖掘不同的社會議題，希望做出深入又專業的報導，建立職涯標竿。得到新聞獎是她一直在追求的目標，然而沒有懷孕計劃又要保留生育力，她勢必要做出規劃，才能雙贏。

　　寶兒和先生商議後，兩人一致認為凍卵是解方。因為卵巢早衰的緣故，即使打了排卵針，寶兒第一次的取卵手術也只有 6 顆卵子，醫師建議她做兩次取卵，第二次取卵則獲得 7 顆，後來一共取得 13 顆卵。

　　很多人凍卵是因為年紀到了才準備，寶兒是因為工作接觸相關報導而有了警覺，透過檢查才做決定，符合她行事快速、不拖泥帶水的個性。30 歲時她凍了卵，而 33 歲那年，搭配排卵藥，寶兒也自然懷孕了，不過她還是很慶幸預先做了凍卵，即使這回沒用到，仍可保留到想懷第二胎時運用，若不想再使用再進行銷毀。目前卵子的保存期限並沒有限制，而胚胎保存期限則為 10 年。

　　不是每個有卵巢早衰症狀的人都能如寶兒這般幸運，唯有做好萬全準備才能為自己贏來成功的「生」機。

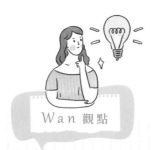

Wan 觀點

現代生活中充滿壓力，加上生活型態的不健康，如經常性外食又不忌口，三餐不規律，加班熬夜等，已然成為一種常態。我自己以前在學習時也是拼命爆肝，燃燒生命，沒有超過夜半 12 點，設計系的我是不會離開工作室的，回到家又繼續整理報告、上網查資料經常要到 3、4 點才會就寢。30 歲之後，已經有感青春和健康不能再這樣任意揮霍。雖說適度壓力能激發人的意志和行動，但長期下來，對身心各方面都會形成影響，像是自律神經和免疫系統運作、不孕症等問題。

2016 年「流行病學期刊」曾研究，女性在排卵期，如果感受到比平時更大的壓力，該月能成功懷孕的機率就會減少 40%，可見壓力影響受孕率的程度。現代社會很難摒除壓力來源，要定期身體檢查，培養良好運動習慣、學習正確飲食與放鬆心情，才是真正的愛自己喔。

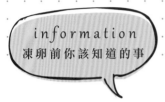
1 卵巢早衰是什麼？誰比較容易有卵巢早衰？

卵巢早衰（Premature ovarian failure，POF）是指女性在 40 歲以前喪失卵巢功能，又稱為早發性卵巢衰竭，臨床表現包含月經失調，如經血量過少，月經期間縮短等。卵巢早衰帶來的影響，不僅是月經不規則，還可能造成不孕、提早停經等狀況，影響層面甚廣。

提醒若您有以下幾種情況，則可能比較容易有卵巢早衰的情況發生，記得注意喔！

1. **有家族遺傳史**（媽媽或姐妹有卵巢早衰的症狀）
2. **生活習慣、壓力以及環境荷爾蒙等因素影響**
3. **卵巢曾經動過手術**
4. **月經周期較短**
5. **因癌症接受化學治療與放射療法**

2 塑化劑（環境荷爾蒙）的影響

塑化劑是一種環境荷爾蒙，其來源廣泛，主要以工業排放、農藥及化妝品等家庭污染物為主，可能透過多種途徑進入人體，會干擾人體的內分泌系統，如影響生殖系統，造成性早熟、不孕等。根據研究顯示，塑化劑會減少精子數量，使精液品質變差，影響男性生育力，另外，塑化劑 DEHP 會降低胚胎著床率、懷孕率及活產率。塑化劑常存在於香氛清潔及化妝品、保鮮膜包裝冷熱食、泡麵調味包、紙杯、紙便當、塑膠製品等，不論食、衣、住、行，生活中隨處都可能接觸到塑化劑。從減塑生活做起，改變生活習慣，可遠離塑化劑。

參考資料
食藥署：內分泌干擾物質（環境荷爾蒙）
https://www.fda.gov.tw/TC/site.aspx?sid=3818&r=1768660435

1-3

瑜伽老師的高齡產婦危機
凍卵也有黃金年齡

幸瑜｜瑜伽老師

凍卵年紀：**38** 歲

最後凍卵數：**36** 顆

PS. 尚未結婚生子

把凍卵規劃放進自己的人生行程表，

只要掌握了生育權，

就不必被「生育」綁住。

外表年齡不等同於生理年齡

．．．．．．．．．．．

明亮落地窗前照映出優美的瑜伽身影，前方紮著馬尾的瑜伽老師幸瑜正在為學員示範下犬式的動作。周圍目光全朝她投射而來，眼神透著詭異和驚奇，大家一副妳搞錯了吧的懷疑表情。幸瑜正覺得奇怪時，一名工作人員走向她，面無表情地說：「阿桑！我們沒有開設孕婦瑜伽課程，請離開！」

「蛤？阿桑？你在說什麼？我……」她霍地站起，前方的鏡子映照出她大腹便便的身型，不但面容憔悴，雙頰鬆垮，樣子起碼老了 20 歲，看起來就像個愛道長短的討人厭大嬸。「怎麼可能！這不是我啊？怎麼回事？」她不住尖叫出聲。嗶嗶嗶……，手機鬧鈴響起。幸瑜驚醒過來睜眼一看，手機已掉落在地，時間是早上 7 點半，原來做了惡夢。

回到前幾週的下午，幸瑜的閨蜜凱欣特別來瑜伽中心找她，表示自己產後出現輕微的漏尿，聽說骨盆運動可以解決骨盆底肌鬆弛等問題，所以想詢問有沒有相關課程可以報名。幸瑜開心地表示自己最近正在研究骨盆照護瑜伽，準備進修一系列的課程，並計劃在未來成立個人工作室，還會開設如舞蹈、肌力和有氧運動等課程，期待打造專業精緻化的個人健身工坊。凱欣聞言露出羨慕的表情，目前還在請育嬰假的她也想快點重返職場，但短期內頗有難度，凱欣也好奇幸瑜若要開設工作室，起碼得全心投入幾年時間，幸瑜和男友愛情長跑多年，兩人都尚未討論結婚計劃嗎？

「我現在狀態那麼好，還很年輕啊！衝刺事業比較重要。」幸瑜一

股腦地說出對瑜伽的熱愛和職涯的展望,「妳知道外表年齡不等同於生理年齡嗎?」凱欣射出一箭。幸瑜一下被問倒,她還真沒想過自己有生理的天花板,畢竟長年運動,身材緊實,雖已超過 35 歲,學員們都以為她大學畢業沒幾年,可說是身心狀態保持良好,常常被青春小鮮肉搭訕。「如果考慮生小孩,也要提早做規劃喔!」凱欣認真地對她說。

　　自從被凱欣提點後,幸瑜查詢了女性生育的黃金年齡,發現 34 歲以上即為高齡產婦,震驚不已。「原來我已是高齡產婦!這怎麼可能!」幸瑜崩潰地大叫,她以為所謂的高齡產婦應該是 40 歲以上、談吐嚴肅,得靠化妝來掩飾老態的女人,沒想到全是自己錯誤的刻板印象。這麼一來,她勢必得將生育這一塊放進未來的規劃中,可是工作室已如火如荼在進行,如果計劃幾年內要懷孕,孕肚會導致她熱愛的瑜伽工作中斷,甚至之後想再到印度繼續進修瑜伽課程都得放棄,對她不啻是個打擊。為找出更多的可能性,幸瑜在尋求 Google 大神解答時,瞥見娛樂新聞大標「女星紛傳凍卵,保留生兒育女希望!」幸瑜眼神一亮,「凍卵!」這個關鍵字吸引了幸瑜的注意,繼續搜尋下去,出現 A 女星、B 女星凍卵、C 女星也打算跟進的新聞,凍卵似乎已是社會趨勢,特別是對事業有追求的女子。

　　這件事便這麼擱在心上,幸瑜既無法放棄成立工作室,也無法對出國進修斷念,但她也渴望擁有幸福家庭,實在太難割捨。有一天幸瑜又因此事失眠,她坐到電腦前再度搜尋凍卵的資訊,看到一個打算凍卵的女明星說:「我不希望自己只是因為年紀到了,就隨便做出決定,畢竟人生在不同階段都有不同目標,若這麼簡單就放棄,代表你也沒有真正在乎過。」

　　幸瑜像是吃到定心丸，終於找到解套方法。她決定把凍卵這件事放進自己的人生行程表，只要掌握生育權，就不必被「生育」一事綁住，幸瑜也終於不用再焦慮，可以睡個好覺了。幸瑜找時間和男友詳談，兩人遠距戀愛多年，彼此有共組家庭的默契。男友愛小孩，但事業同等重要，男友也認同她做了凍卵的決定。

內外凍齡才是真正美魔女

　　「生殖中心裡的溫度也很適合睡覺呢！」幸瑜躺在手術室中這麼想著。雖然手術室內的儀器和設備讓人感覺冰冷，但幸瑜卻覺得整個過程都很安心，因為醫師和護理師不但專業，還給予她充分的信賴與溫暖。護理師過來問幸瑜會不會緊張，幸瑜搖搖頭對護理師說，雖然要凍卵卻不覺得緊張，反而有微微的興奮，想到等等就要完成人生中的大事，覺得無比驕傲。護理師笑著說，她還是第一次遇到像幸瑜這樣的回答，大部分來凍卵的女生都會緊張，有的還失眠。「我只有覺得腳開開的躺在這兒很尷尬……我在意的點是不是很奇怪？」幸瑜說完自己也笑了。手術很快進行完畢，幸瑜並沒有太多不適，還自拍幾張照片傳給男友，跟男友天南地北地閒聊，一會說自己素顏的氣色看起來還不賴、一會又說生殖中心提供的術後餐雞湯很好喝等等。男友見幸瑜一如往常說笑，放心不少，允諾一定會盡快排假回國看她。

　　或許是因為幸瑜長期運動，底子不錯，只有在手術完畢後幾天感到腹脹和痠痛，她靠著正念冥想、調節呼吸讓自己放鬆舒緩，有時搭配點薰香或使用精油，為自己輕輕按摩，所以不舒服的感覺並沒有持

身材緊緻的美魔女幸瑜，
沒想過自己也有生理天花板

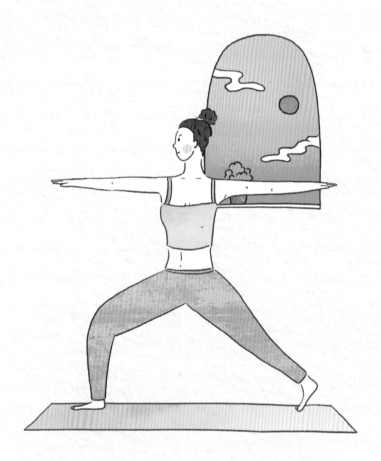

續太久。很快地，幸瑜又開始回到工作崗位。瑜伽教室內，一群女性正專心地做著瑜伽動作，幸瑜一邊解說、一邊調整學員的姿勢。窗外，有個女生正朝她揮手，原來是凱欣正準備上課。幸瑜微微一笑，想著等會兒要告訴凱欣凍卵的過程，謝謝她當時的提點，否則還真傻傻地以為自己是不老魔女，依然有大把青春可以揮霍呢！

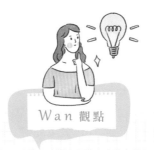

Wan 觀點

3 4 歲之後懷孕，以醫學上來說即為高齡產婦，可能是很多美魔女不想面對的事實。近年來運動健身和醫美盛行，許多人遠比實際年齡看起來年輕，然而大家可能忽略的是，外表年輕不代表內在身體年輕，就算體態健美，注重保養，不見得和卵子年齡相符，這是很多女性都不知道的醫學常識，外表年齡不等於內在器官年齡，以為生殖機能衰退這類問題離自己很遠。維持體態外型的同時，別忘了關注自己的體內年齡，內外一致才有餘裕完成心中所想，也才是真正凍齡的美魔女。

1 凍卵的年限 & 人工生殖年齡上限

30 ~ 35 歲，短期內沒有生育計劃者，可以提早規劃凍卵。

雖然目前沒有硬性規定什麼年齡不能凍卵，然而超過 35 歲，卵巢機能會開始衰退，40 歲之後，凍卵的效益會降低，因為卵子品質和數量可能不如預期。越早凍卵卵子品質越好，日後成功機率也高。台灣生殖醫學會建議，使用自己的卵子進行人工生殖技術的患者，以 46 歲做為人工生殖年齡的上限。實際臨床案例也有 48 歲以上成功懷孕的。

2 高齡產婦的健康 & 羊膜穿刺檢查

根據衛福部的資料，懷孕時滿足歲 34 歲（含）的婦女為高齡產婦，懷孕本身就有危險性，而高齡產婦風險更是高於一般人，35 歲以上高齡婦女除了因為卵子老化會有不孕之機率，高齡懷孕

時發生流產、胎兒染色體異常機會較高，更會增加懷孕期間罹患妊娠高血壓、妊娠糖尿病等妊娠合併症的風險。

衛福部為鼓勵高齡產婦在產前做遺傳診斷檢查，建議 34 歲以上懷孕的女性，於受孕滿 16 週至 18 週時進行羊膜穿刺，「羊膜穿刺」是在超音波的引導下，用一根細針進入羊膜腔抽取羊水，藉由檢測可以診斷胎兒染色體異常疾病（常見的是唐氏症、乙型海洋性貧血，血友病），或是確認胎兒體表上的重大缺陷。

誰需要做羊膜穿刺呢？	
年齡滿 34 歲的孕婦	夫妻或家族帶有染色體異常情況
家族曾經生過染色體異常胎兒	經醫師判斷，超音波發現胎兒構造異常

1-4 你的黑夜是我的白天

娜娜｜空服員

凍卵年紀：*37* 歲

最後凍卵數：*22* 顆

PS. 單身

很多人羨慕空姐這個工作，

覺得不但可以遊歷各國、外表光鮮亮麗，薪水又高，

其實我們有很多職業病，

像是生理期混亂、靜脈曲張、泌尿道感染、子宮內膜異位症。

職涯傷害影響的生理紊亂

　　已經不知是第幾次從床上醒來，半瞇著惺忪睡眼望向房間四周，腦中想著「這裡是哪裡？」然後要等到坐起身，待所有的記憶與神智歸位，娜娜才會反應過來，自己原來是在東京、紐約、首爾或是阿姆斯特丹……。這天時間已是過午，窗外陽光明亮，娜娜伸了伸懶腰，剛結束紅眼航班的飛行回到台北，讓她疲憊不堪。身為空服員最討厭的就是遇到紅眼班，半夜飛到了當地後，又再飛回來，工作超過十多個小時，整夜沒睡一直到航班結束為止，每每整理客艙時，她都覺得自己意志渙散，只剩軀殼在動。突然，手機跳出琪琪傳來的訊息「要去按摩嗎？」她毫不猶豫立刻回了一個 OK 的圖示，準備下床梳理出門。

　　空姐在外人眼中是亮麗、高收入的熱門職業，但真正的辛苦只有深入其中才會知道。長期作息不正常，日夜顛倒導致無法固定時間休息；經常在狹小的空間中搬運旅客行李，最明顯的傷害就是肌肉、骨骼的勞損，加上長時間維持站立，腰痠背痛更是家常便飯。琪琪和娜娜是同期的機組員，如果碰上休假日相同，都會相約去按摩，因為常搬重物，手腳與腰脊的負擔特別大，她也常感覺腿部血液循環不良，如果不去按摩讓全身放鬆，她幾乎無法好好工作。

　　兩人按摩完，坐在休息室喝養生茶時，琪琪看著娜娜忍不住說：「誒，妳怎麼看起來精神那麼好，不像我這裡痛那裡痛，又有失眠的問題，而且，我 MC 三個月沒來了。」

　　「又沒來？妳上次不是說有吃中藥在調了嗎？」娜娜按摩完感到

神清氣爽。「不知道啊，就時好時壞，妳之前不是有去看婦產科嗎？那個醫師怎麼樣？推薦嗎？」琪琪一臉煩惱的樣子。「不錯啊，妳是不是擔心之後要生小孩的問題？」

娜娜充滿自信地說：「我上回在婦產科做了一些檢查，醫師說我卵泡很多，卵子看起來很健康，叫我不用擔心呢！」

「好好哦！妳真是天選之人！」琪琪真心羨慕。娜娜也這麼認為，有了醫師的保證，她覺得自己還可以在工作上多衝刺幾年，畢竟她卵泡很多呀，要生幾個應該都沒問題，想到這兒她不禁同情起全身病痛的琪琪。

「很多人羨慕空姐這個工作，覺得不但可以遊歷各國、外表光鮮亮麗，薪水又高，其實我們有很多的職業病，像是生理期混亂、椎間盤凸出、失眠、靜脈曲張、泌尿道感染等等。我的好夥伴正為了生理期紊亂苦惱，因為她即將要成為美麗的新娘，之後更期待當一個媽媽，所以她正努力調養身體，我們為她加油好嗎？一起在留言下按個愛心，祝她好運吧！」娜娜在自己的 IG 寫下這段文字，再 PO 出一張今天在 SPA 館露出白皙玉肩的美照，才幾分鐘立即湧入上百個讚和愛心。有個匿名帳號留下了惡意的文字：「妳也高齡產婦了吧，不怕生不出來嗎哈哈！」

長時間經營社群，IG 粉絲又上萬人按讚的娜娜，已經很習慣每天總會來幾個不懷好意的回覆，大多是私訊邀約吃飯看電影、做朋友、想認識等話語，更多是得不到回應就惡意攻擊、謾罵，甚至傳一些下

流照片。過往她選擇封鎖＋刪除，但今天她忍不住回了一句「謝謝關心，我的卵子已經過醫師認證多又健康，不管幾歲都生得出來。」

沒想到卻引來一堆人在底下留言：
「有卵不一定代表品質好！」
「我朋友卵泡很多結果是多囊……。」
「我卵也很多，可是生不出來，哭哭。」

還收到一堆網友貼來相關新聞，告訴她什麼才是「正確知識」。這些人好像是終於逮到機會，表面看似善意告知卻刻意在言語上酸貶。娜娜看完整個心情都被打壞了。

讀完幾則相關報導後，她也動搖起來，難道她的認知有誤嗎？許久沒連絡的大學同學也來訊關心，正好做完試管嬰兒療程的她，分享這二年多的求子經驗。娜娜與她一來一往討論，得到幾個重要提醒：

1．有卵，不一定可以生。
2．有卵，不一定代表品質好。
3．有卵泡，也不一定代表有卵。
4．她已 37 歲，若未來有生育計劃更應該去生殖中心徹底檢查。

娜娜查了一些相關資訊，才弄清楚原來婦產科和生殖中心不太一樣；前者偏一般婦科與產科檢查，後者則是以生殖科技與不孕症治療為主。

與時間拔河，保留卵子最佳狀態

後來，娜娜為了更了解卵子的健康程度，她到大學同學介紹的生殖中心，經過抽血等檢查後，發現卵子品質不算太好。另外，聽護理師分享許多前來求孕的案例，像是有人不斷流產，或是如她一樣，以為卵很多品質卻不好等各式狀況，但大家最終目的就是希望能生育，擁有自己的孩子。

離開生殖中心前，她看到一位婦女因為試管再次失敗，坐在位子上哭泣，先生只能握著妻子的手輕聲安慰。娜娜後來經由護理師口中得知，這位妻子因為卵少且品質不佳，年齡已過四十，經過長時間的努力還是失敗，但夫妻倆求子心切，仍要繼續再試。妻子傷心的表情與其他人成功歡欣的模樣形成強烈對比。走了一趟生殖中心彷彿遇見人生百態，不管誰來到這裡，都是在傾力與時間對抗，娜娜心中感慨萬分。

回家後，娜娜和家人一起吃晚餐，爸媽健康開朗，飼養多年的老狗一樣活潑可愛，偎在她腳下撒嬌著，哥哥嫂嫂帶著 5 歲的姪兒在玩 switch。看著眼前和樂的景象，護理師的話在耳邊響起：「凍卵能將生育時間延長，讓妳有時間等待對的人共創幸福。」如果人生要留下什麼，那麼一定是家的凝聚力與愛。娜娜決定和家人分享她準備凍卵的計劃，期盼在世上延續著自己的血緣，而她也相信他們一定會給予無條件的支持。

「爸、媽，我想告訴你們一件事，你們有聽過冷凍卵子嗎？」

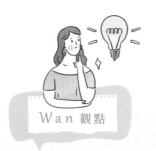

Wan 觀點

有些工作帶來的職業傷害與高壓，無形中犧牲了自己的健康。本篇的主角因為擔任空姐，長期日夜顛倒、生理時鐘混亂，雖然曾去婦科檢查，以為卵泡多就是卵子品質好，其實不然，還是需進行檢查才能確認。在經過檢測之後，故事中主角也鼓起勇氣和家人商談，最後也成功凍卵，替自己預留了生育力。

我在診所中也看過不少航空業的案例，包含經期異常、子宮內膜異位症等，若有類似高壓或是時差不正常之工作，建議應該定期做檢測，了解自己的身體狀態。

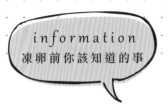

information
凍卵前你該知道的事

更多內容詳見
明日銀行網站

婦產科、生殖醫學中心、月子中心（產後護理之家）
的差異？

婦產科、生殖醫學中心、月子中心（產後護理之家）各有不同的專業、各司其職，從想懷孕、懷孕到產後，有任何的疑難雜症，該尋求什麼單位協助呢？以下將簡單介紹其中的差異。

婦產科

婦產科的次專科又分為婦科、產科以及生殖醫學專科（如不孕症）。婦科主要負責婦科腫瘤檢查與治療、內視鏡檢查、泌尿道感染、抹片檢查及停經與停經後的保健等。而產科主要是負責產前檢查（一般產檢、羊膜穿刺）、生產手術、高危險性妊娠照顧及產前、產中、產後照顧等。

生殖醫學中心

生殖醫學是婦產科的次專科，領域涵蓋了生殖內分泌、男女的不孕、遺傳問題、生殖輔助治療（人工授孕、試管嬰兒等），是透過生殖技術解決不孕問題。成為生殖醫學的醫師，需要先從婦產科經過 4 年的住院醫師訓練，拿到執照後，再進行 2 年的生殖醫學訓練才能取得資格。總歸上述，婦產科醫師不一定會生殖醫學，但生殖醫學中心中專長為不孕症的醫師，是必須先成為婦產科專科醫師，才可以再學習生殖醫學的！

而在台灣合法的人工生殖醫學機構，必須為衛福部國民健康署評鑑通過的人工協助生殖機構（也必須設置在婦產科診所內），人工生殖機構會提供不孕夫妻人工生殖的各種檢查與人工輔助生殖技術，如試管嬰兒、人工授孕和凍卵、精卵顯微注射等。

月子中心・產後護理之家

孕媽咪從懷孕到生產，身體上會產生極大變化，習俗上，生產完會建議好好休養與調理身體，也就是俗稱的坐月子。現今的女性，產後多半會進行產後休養及調理，根據法規規定，「產後護理之家」能提供專業護理照護與生活照顧服務，而「月子中心」僅能提供膳食及住宿，不得執行護理服務。媽媽生產完，能藉由入住產後護理之家得到完善照護，包含傷口護理、嬰兒照顧、母乳哺餵衛教及膳食調理等。月子中心則常會和婦產科合作，或是較大型的婦產科也會有自己的月子中心！

參考資料
全台國民健康署人工生殖機構許可通過名單有 94 家（110.12.29），
https://data.gov.tw/dataset/8990

1-5 現代人對職涯規劃的選擇

人生不是學期制，

沒有暑假可放，

也沒有雇主有興趣幫你找到自我。

——比爾‧蓋茲（Bill Gates）

人生就像在遊戲中闖關，

沒有捷徑、難以複製，

前往夢想的路上，

最重要的不單是機遇、才能和時間，

而是經過思考後的真正行動。

女性追求事業之趨勢：她經濟

現代女性教育程度普遍提高，就業市場的地位顯著進步，擔任專業、主管職比率漸增，經濟實力也大幅提升，因而有「女力經濟」與「她經濟」等形容出現。「她經濟」乃是隨著女性經濟和社會地位改變，圍繞著女性理財、消費而形成了特有的經濟現象。英國《經濟學人》（The Economist）雜誌曾預言，女性勢力將會是接下來數十年驅動全球區域經濟成長的主力。

這章的幾個故事，分享了女性追求職涯規劃的選擇，現代女性勇於追求自我，不再像傳統舊社會只能在家相夫教子，而是勇敢的追求職場成就，不因婚姻或生子斷送職涯。有衝刺事業的女強人；想要創業成立工作室的瑜伽老師，積極追求新知的知識女子，作息不定高壓的媒體業等，這些有企圖心的女性們最關注且擔心的是，若放棄職涯進入婚姻或是生育階段，以前的努力打拼和好不容易得來的機運，都可能付諸東流。除了書中的故事，還有其他可能會優先選擇職涯的案例，如：

1 | 唸書（研究所／EMBA 在職專班）：

不論是大學畢業後的進修，希望獲得學位後，在事業上學以致用，或是在工作數年後，決定重返校園為未來鋪路，從準備考試到入學都要花上許多心力和時間，在學習期間，需要心無旁騖。太早邁入婚姻或家庭換來的是無法再持續進修，也可能不易找到可以一展所長。

2 | 學術界的訓練：

有些學術專業需要深入長時間的學習，以博士來說，拿到學位畢

業可能會需要 4 ～ 8 年的時間，之後還有博士後研究的工作不間斷的累積專業，這段時間正是女性最寶貴的黃金歲月，但是學術專業需要長時間的累積，未婚者遇到學術訓練的要求，因此而耽誤生育期。

3 ｜工作外派升遷＆得獎機會：

　　如果突然有個很好的升遷機會，究竟要選擇外派還是把握時間成立家庭呢？有事業心的女性很可能選擇前者，把握錯過就不再有的外派機會。工作升遷與得獎都是一種肯定，過程中的努力絕非一蹴可幾，有些人在現階段的職涯追求，最重要的是工作帶來的成就感與自我價值，在未知到來之前，還不如緊緊抓住眼前所擁有的機會。這些職場女性，會擔心一旦中斷了現在的工作，就難以回到之前的狀態，所以才會小心翼翼的希望先拚搏一番後，再進入家庭，將磨練專業擺第一，讓未來更上層樓。

　　俗話說，年紀越大，牽掛越多，生兒育女需要有一定的經濟基礎，加上現在雙薪家庭居多（行政院統計資料，2018 年雙薪家庭的比例已達七成）更讓許多年輕人將自我實現與事業放首要，等工作有成再考慮成家大事，因此，不只黃金單身漢，還有很多黃金單身女子進入晚婚晚育的狀況。每個人一天都只有 24 小時，時間的天秤是公平的，有些女性為了保存「現在的機會」，只好延後除了職涯以外的其他選擇，換一個角度來看，如果升遷順利、夢想逐漸實現，就會有更彈性的時間分配，也可以考慮之前延後的婚姻或是生子選項。「事業」、「生育權」兩者都想兼得的女性，在生育時間有限的前提下，凍卵變成可考量的方向之一。所以，為你的職涯發展設定階段性的目標吧，所有的大行動都是從看似微不足道的小地方開始，沒有奇蹟，只有努力累積，有決心的人，最終都會找到自己的最佳位置。

大環境與低薪造就的斜槓人生

台灣的薪資所得普遍偏低，根據 104 人資學院最新發表《2020 ～ 2021 台灣地區薪資福利調查報告》，台灣平均年薪總額 64.1 萬，雖為 5 年新高，但年增幅僅 0.7％。正因低薪造成選擇與機會的銳減，導致許多斜槓人出現。斜槓一詞來自美國紐約女專欄作家及諮詢師馬奇 · 艾波赫（Marci Alboher）的暢銷書《不能只打一份工：多重壓力下的職場求生術》（One Person/Multiple Careers）。

斜槓人意為不再侷限滿足於單一職業，以擁有多樣職業和身分的生活創出新路。2020 年開始的全球疫情，帶動線上課程、無距離的學習更顯蓬勃。一旦知識習得的成本取得低，輔以自我學習意願高，各式課程、工作坊不減反增，類別呈現多樣化，從居家手作到專業的職人技能，滿足不少想再精進的族群，但這也容易導致廣而不專，沾醬油式的學習無法深入，博而不精也會造成找工作的阻力，或許朝 T 型人做為目標也是一種方向。

自我定位對職涯規劃的好處

T 型人意為通才與專才兼具，「一」代表通才，「丨」代表專才，學習雖然廣，卻有一個專精的技能來定位自己。為什麼要定位自己？職涯規劃的優先順序跟自我定位都是非常重要的，這也是眾多人中最缺乏的一塊。有些人可能很清楚知道自己喜歡什麼、討厭什麼，像是吃東西的喜好是不要香菜、不要蔥，最好能印在 T 恤上昭告全天下。通常，這類嗜好可以馬上脫口而出，但對未來規劃與職場定位卻很茫

然，即使出社會多年也不見得真正了解自己。

簡單做個分析，以《西遊記》來做比喻，企業中一定有以下這幾類人物，「唐僧」是重要的領導者，訂出大方向，找出適當人才並承擔後果，而「孫悟空」降妖伏魔、衝鋒線陣，一路打怪，是典型的開創型人物；「豬八戒」善交際又懂得左右逢源，是典型公關人才；「沙悟淨」在團隊裡一切以求穩定為主，做事屬於認真負責的一員。

在知道自己適合的角色後，也請先觀察目前職場的變化，梳理自身的適應能力與心態，例如，「孫悟空」剛被獵頭入新公司，不用急於一下就來個大改革，等上手並熟悉後，在適當時機展現作為即可。「跟風」則是我最不建議的做法，可能讓你錯失人生少數的重要選擇機會。這些最終原因就是對自己的認識不夠深入。在規劃職涯的優先次序前，應先把定位放在第一順序，透過思考辨識需求，形塑出最適合自己的位置，人生的藍圖才會輪廓清晰。總歸來說，認識自己是一件很重要的事，接下去才能確立人生與職涯目標，一步步前行，發揮天生優勢站到 C 位[1]；不了解自己，當然就只能演個路人甲，發光發熱的機會大大降低。

註 1
C 位，即 Carry 或 Center，核心位置的意思。

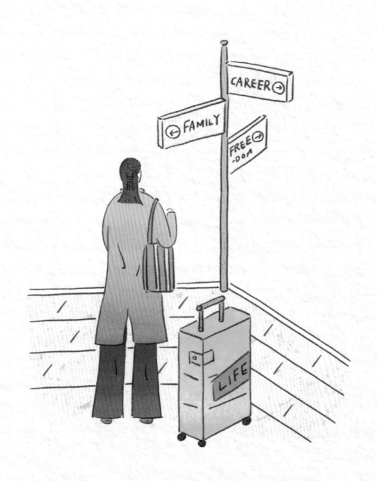

現代女性職涯選擇變得多元，
以求找到最佳位置

另外，相較男性可以全心投入職涯，女性在職涯則要額外面臨生理與家庭照顧的壓力，一旦投入工作，自然拖延到生育時程，這個問題早被國外一些企業看見並重視。如 2014 年時，蘋果電腦總部宣布資助女性員工進行冷凍卵子療程，希望員工貢獻產能之外，也能預先規劃日後的生育計劃，其他如 Facebook、Google、微軟、亞馬遜（Amazon）等，也早將凍卵當作員工的福利與保險補助項目。企業界補助員工凍卵，除了讓女性員工專注於職涯發展，其實也是照顧員工，增加留住優秀人才的籌碼，間接提升企業正面形象，讓女性日後對生育的期待，更無後顧之憂。因此，若能提前得知一些會影響自己職涯規劃的重大條件，凍卵這個選項已經很難被排除在生涯計劃之外，而且更可能被視為一種未來的幸福投資。

我認識的第一位凍卵女子，就是我在英國的日本學生，對於有差異性的觀點和看法，較不會急於否定而是去思索為何不同。在台灣，由於女性生殖、凍卵等相關議題是近幾年才逐漸發展，所以當有意識要進行凍卵或是進行檢查時，通常是已經面臨生育年齡的末端，或是已經超過最佳生育時間的黃金點，較難以客觀的方式做職涯調配的思考。

試想 10 年後的人生會如何，擇你所愛，愛你所選
. . . .

如果確定要以事業為目標，是否想過 10 年後，你會在哪裡？在做什麼，是否完成了當初的夢想？經過了 5 年、10 年、20 年後，你是否已經變成了想要成為的那種人呢？如果 30 歲的你，期望 40 歲後的人生是擁有孩子的幸福家庭；40 歲設想 50 歲後的人生，是處於可以

隨時退休的狀態，那麼某些目標是不是要提前做好規劃？每個人都該為自己寫下未來藍圖，描繪期待的生活和理想樣貌，有這樣的設定，才能做好自我定位，挖掘更深的心底欲望。從 30 歲開始推想 40 歲之後的人生，如果這一生想要擁有自己的孩子，那麼往前推回十年，也就是 30 歲的現在，該如何完成呢？在寫下夢想代辦清單時註記日期，做成自己的時光日記，讓它成為一個動力和行動的決心。然而很多人在進行未來藍圖的計劃時，會陷入不知道自己到底要什麼的一種混沌狀態，因缺乏自我探索，所以問他喜歡什麼不知道也不太清楚。

了解自己的過程，像是在一團混亂的毛線球中找到線頭，一開始的時候可能會一把抓，最後才能在抽絲剝繭中找到重點，嘗試理解自己喜歡什麼。喜歡，代表的不是表層的那種膚淺喜好，而是某種讓自己眼睛閃閃發光的東西。

可以多加嘗試，在過程中理解自己喜歡什麼，如果真的還是模擬兩可，不妨找一個 role model，試著和對方接觸、談話，並觀察他，透過觀察，知道什麼是他喜歡的事物，反之思考自己，或是和他聊聊，請他來發掘什麼才是你真正想要的，因為有時即使已經百般審視，也難免會有失焦、偏頗或有所迷失的地方，這時可以放慢腳步，靜下心來內化沉澱，不必急著找出答案，嘗試和探索得愈多，排除也會愈多，就會找到最適合自己的方向。

當然，也有很多人可能為了生活或社會的價值觀，一直在做自己不怎麼喜歡的事，希望你能在這些過程中多看優點，少看缺點，試著在目前的工作上，找到以往未曾注意的熱情與挑戰，努力找到平衡。

做選擇之前，最終還是要先回到了解自己，知道自己想要什麼。可以運用專案管理的方式，將人生願望清單和職涯結合。建立認識自己的清單，優點和缺點逐一羅列。

願望清單的寫法如下：

1 ｜ 列出計劃
把想完成的目標去無存菁，明白列出，並訂下完成的階段及時間。

2 ｜ 實踐過程
一下列出太多計劃，難以執行，先進行能實行的項目，建立信心會更有動力。

3 ｜ 檢視目標
檢視出完成的目標有幾項，了解未能達成的原因，再進行調整。

4 ｜ 培養習慣
新習慣養成需要 21 天，不用急於在短時間內就做出大改變。每天做一點點，和過去的自己比較，每天都有微小的進步就好。

5 ｜ 告知他人
把自己的願望告知他人，廣為宣傳，也是一個督促的方法。

SWOT 分析表

　　SWOT 是商業分析常用的工具，然而，作為自己人生的重要選擇時也可以使用。Strength（優勢）、Weakness（劣勢）、Opportunity（機會）、Threat（威脅），運用這四個面向從「內部、外部」的條件與「正面、負面」因素兩軸，來分析自己的優缺點並補弱增強，以更加客觀的角度來檢視自己的選擇。

　　在這裡，以我自身在英國創業與決定回台的經歷來說明，並將凍卵也列入其中，分成兩大部分。第一、30 歲前，在英國時進行的創業分析，及 30 歲後，回台灣的工作選擇，以 SWOT 為自身的優勢與劣勢做職涯的全方面評估。第二、30 歲後，決定是否凍卵的分析。

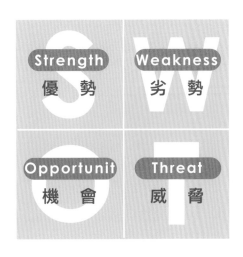

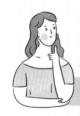 首先是將我當時是否創業，以 SWOT 分析表來做自我分析。

Strength（內在自我優勢）

● 英國創業 ●
1 時間優勢，創業時年紀不到 30，早經歷、早體會，時間成本是優勢。人脈多，學校鼓勵學生積極創業。
2 本身能獨立作業與行動。
3 創業成功可增加國際經歷。

● 回台工作 ●
1 可以就近多陪陪家人。
2 本身有能力的話到哪裡都 OK。
3 若規劃在台灣成家，文化性價值觀類似。
4 不必單打獨鬥，容易找到團隊共同工作打拼。
5 創立台灣品牌一樣可以走向國際。

Weakness（內在自我劣勢）

● 英國創業 ●
1 創業金額匱乏，個人須花時間募資，當地生活費用高。
2 需重新組建創業團隊。
3 一個人單打獨鬥較辛苦。
4 在國外成家與台灣容易漸行漸遠。

● 回台工作 ●
1 人脈全在英國，要重新建立。
2 產業不熟，需重新學習。

Opportunity（外部環境機會）

● 英國創業 ●
1 學校建立的人脈、社團可提供多方資訊。
2 提供各式比賽、展覽機會，比賽得名並獲得獎金、受到媒體關注。
3 國外較開放，以女性健康用品創業機會較大。

● 回台工作 ●
1 環境相當不錯、適合硬體創業。
2 硬體上在亞洲來說很具優勢。
3 學經歷優勢，可以較快進入管理職。

Threat（外部環境威脅）

● 英國創業 ●
1 外在競爭多，百家爭鳴。
2 政府資源少，主要提供給本國人，募資不易。
3 有多元種族文化差異、語言能力需提升之問題。

● 回台工作 ●
1 台灣薪資較低。
2 創業申請補助過程冗長繁雜，但基本上鼓勵新創團隊。

　　SWOT 雖然是商業分析常用的工具，但是在為自己做人生的重要選擇時也可以試著使用，釐清自己的想法。以我當初在決定凍卵時為例，透過 SWOT 來確認自己的想法，評估情況，並做出選擇。

凍卵（內部優勢）	凍卵（內部劣勢）
① 心態可以更安定。 ② 讓自己時間多一點，未來有彈性。 ③ 深入了解生殖知識與自身健康。	① 若家人反對，需多方進行協調和溝通。 ② 凍卵後可將卵子凍齡，但對於生育的考量還是有身體老化，養育時間等其他限制。

凍卵（外部機會）	凍卵（外部威脅）
① 衝刺事業與升遷較無後顧之憂。 ② 較有充裕時間尋找未來對象。 ③ 費用和一個名牌包相去不遠。 ④ 如同為自己買一份生育保險、把機會最大化。	① 外界對凍卵易有刻板印象，需要溝通解釋。 ② 難以選擇醫療機構和醫師。 ③ 術後風險之擔憂，如卵巢過度刺激症候群。

善用 SWOT

最後，凍卵被列入女性追求職涯上的規劃，或許可以分做幾個層面來看。

一‧當妳已經確定自己的人生目標就是事業第一，希望在工作上獲得重要升遷，在適婚年齡的幾年內都不考慮進行婚姻大事和生育，仍想保留未來孕育的機會，那麼凍卵便是妳必須納入的一項選擇。

二‧當妳已經成就事業並來到高位，回頭發現生育時間有點遲了，但願意努力看看，給自己一個機會，這時的凍卵便是留下希望的種子，也許有一天它就能成功發芽。

三‧當妳工作的環境有可能造成不孕的風險，例如長期高壓、生活作息不正常、三餐不定時、外食習慣不佳，有可能會對生殖機能造成影響時，務必定期檢查，若發現身體出狀況，為保留健康的卵子品質，可考慮凍卵，為自己未來留下人生的籌碼。

每個人對人生安排不同，凍卵也是安排人生的一種方式，讓自己在狀態都很適當時，再選擇讓另一個生命加入自己的人生。因為明白人生不能重來，凍卵替延遲生育的女性保留一線生機，做好幸福的準備。

Chapter

— **2** —

在宇宙中心呼喊愛，
幸福在哪裡？

走出虛擬
擁抱真實的宅女人生

伊莉｜工程師

預計凍卵年紀：*31* 歲

最後凍卵數：計劃凍卵

PS. 單身

女生的卵子會隨著年紀急速下降，

趁年輕時早點凍起來，

為自己保留選擇的機會，

因為凍卵是世界上少有的後悔藥。

宅女能擁有的理想禮物

嬰兒室裡，初生嬰兒們窩在自己的小床內，每張睡臉都純淨無邪，伊莉的嘴角不自覺地上揚了一個弧度，這是她第一次覺得小孩可愛，光看著他們什麼事都不做竟也能被療癒。

「看到沒，最邊邊那個就是我的貝比！」伊莉看著好友艾咪臉上盈滿淡淡紅暈，眉眼間流轉著幸福的愛。當年她們可是一起到日本看虛擬歌手演唱會，再到東京池袋男僕咖啡店和扭蛋店朝聖的戰友啊！艾咪見伊莉似在思忖什麼，連忙轉移話題：「對了，我都忘了妳上週也才剛出院，還好嗎？」

「很好啊，不然我怎麼可能站在這裡看妳的貝比。」伊莉一笑。

大學時，伊莉和艾咪因為同在 cosplay 社團而成為好友。艾咪活潑熱情，她沉穩安靜，兩人都熱中動漫，聊起來特別有話題。當時家裡管很嚴，伊莉喜歡的漫畫和各種變裝道具、衣服都只能借放在艾咪家，如果有什麼活動，她必須趕在 10 點門禁前回家。有次因為遲了一分鐘，當時母親已坐在客廳，臉色難看地瞪視她的歸來。「妳還知道回來啊！一個女孩子深夜在外面游蕩，不知道的還以為家裡沒有人了！」回房間後，她只能氣悶地坐在床上，靠著藏在床底下的言情小說來平撫心情。伊莉是一個可以捧著書或漫畫一整天都不出門的人，最高紀錄曾一個月沒踏出家門，最多是到樓下的便利商店幫忙家裡繳水電費或是被叫去倒垃圾。

少數可以選擇的後悔藥

········

　　家中門禁隨著伊莉出社會工作，從 10 點修正為 11 點，不過伊莉對於社交也不太有興趣，下班後只想窩在房裡看動漫或玩 BL game，一想到要和陌生人接觸，再重新建立關係就備感疲累。沒談過戀愛的伊莉，經常被小說中浪漫的情節打動，幻想將來若能遇到像書中一樣，瀟灑又極富魅力的男主角該有多好？可惜一直到伊莉大學畢業、出社會工作，這樣的王子始終沒有出現。不過，伊莉對「男友」這個話題不太有興趣，因為在伊莉眼中，世間的男子都沒動漫裡的男主角來得迷人，反而納悶為什麼好友艾咪會選擇現在的老公？

　　「我女兒還沒有男朋友，請多幫忙介紹對象呀！」「拜託你啦，有看到不錯的男孩子，再介紹給我女兒，她個性很好的。」伊莉母親擺出笑臉鞠躬作揖，對著離去的鄰居大嬸再三拜託，伊莉在走廊上聽見母親和鄰居大嬸的對話，她這才驚覺，媽媽是這麼在意她單身的事。

　　伊莉已年屆 30，母親也常會叨唸她，怎麼都沒交男友？母女話題後來總繞著交友的方向打轉，連出門上班都會說要化個妝，換雙高跟鞋，穿漂亮一點。伊莉因為天天被轟炸，決定試著化妝，換上裙子，沒想到同事都說她變漂亮，伊莉竟也難得開玩笑回應：「因為想談戀愛了嘛！」這些自我改變，讓她好像突然開竅般，讚美一多，伊莉個性也變得開朗。

　　自從艾咪結婚後，伊莉的好友只剩下動漫裡的虛擬人物了，因此，想試著擴大交友範圍。伊莉鼓起勇氣開始參與社群活動，認識了新朋

伊莉是個可以整天不出門的宅女，
對戀愛不感興趣

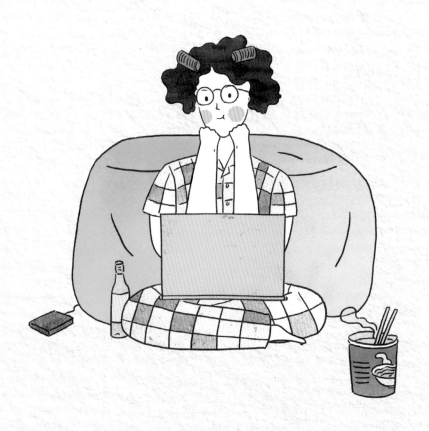

友文伶。因為兩人回家剛好順路，便一路交談起來，文伶介紹自己在生殖中心擔任行銷，伊莉不清楚什麼是生殖中心，因為她連婦產科都不太了解，以為生殖中心是月子中心之類的，經文伶說明才知道生殖中心主要以生育力評估、不孕症、試管嬰兒還有凍卵為主，前幾項和現階段的伊莉較無關聯，但文伶認為凍卵是她可以思考的選項之一，不過，伊莉目前沒對象，未來也不知道會不會結婚，談凍卵好像太早了。

「一點也不早喔，女生的卵子會隨著年紀急速下降，趁年輕時早點凍起來，因為凍卵時的年齡，是未來受孕成功的重要關鍵。」文伶說著。伊莉點點頭，沒怎麼上心，感覺這事兒離自己很遙遠，但能得到新知也算是收穫，兩人交換了 Line 便互相道別。某天，公司有聚餐活動，伊莉已不排斥和同事一起用餐，只是菜才上了二道，伊莉就感到肚子不太舒服。伊莉以為吃顆止痛藥睡一覺就會好，隔天還是非常不舒服，她連忙到醫院掛號就醫檢查，折騰了半天才發現自己的子宮長了一顆 6 公分的肌瘤，這也和她前陣子開始頻尿有關，伊莉詳細詢問了肌瘤會產生的影響，除了經血量增加，容易貧血，還可能有不孕等問題，最後醫師建議需做手術處理。

伊莉還以為生育、生殖系統和自己根本沒什麼關係，卻因為肌瘤的發生，讓她重新審視自己對生理的疏忽，如果什麼都不做，不就如同她沉迷在虛擬的動漫中一樣在逃避？她想起文伶那天說的話，或許文伶可以給她解答，忍不住在 Line 敲了她。文伶和伊莉一起相約吃晚餐，在了解伊莉身體的狀況後，文伶表示自己也有子宮肌瘤的問題，不過好在不到 1 公分，所以只要持續追蹤就好。她安慰伊莉事情既然

發生了就去解決，感覺是老天爺讓她好好去正視自己的問題。同時，文伶也分享她在生殖中心常遇到的情況，有很多女生和伊莉很像，都是身體出狀況才知道嚴重，這些疏忽的地方，往往會造成日後的困擾，譬如懷孕困難，尤其婦科疾病攸關女性身體健康，涵蓋範圍極廣，一定要特別注意。伊莉頻頻點頭，還告訴文伶經過此事，她要努力補足過去缺乏的生殖知識。

　　決定開刀後，伊莉為了不想讓母親擔心，只輕描淡寫帶過肌瘤的問題，動手術那天，是文伶在醫院陪她，手術完也是文伶幫忙照應。躺在病床休息時，伊莉特別感到軟弱無依，心中頗有感觸，腦中突然浮現之前網路流傳的「國際孤獨等級表」，其中最高等級第十級，就是一個人去做手術。儘管伊莉並不是一個人到醫院做手術，可是如果選擇一個人生活，日子一天天過去，很快就會來到做什麼事都是一個人的狀態，這時伊莉才體會到，原來孤獨是這種滋味，跟她以前沉迷在動漫中時，希望不要有人打擾、交談，大家離她愈遠愈好的那種獨身感是完全不同的，畢竟動漫的世界沒有現實，而人活著就是要面對不同現實。

　　文伶聽完伊莉的術後心情，打趣地說伊莉意外得到心理治療的效果。文伶也把自己的經驗與伊莉分享，建議她如果未來不想要獨身一人，可以考慮凍卵，並積極地參與活動多認識朋友。也小姑獨處的文伶就在去年凍卵了，冷凍在生殖中心的卵子寶寶，讓文伶多了一兩年的彈性時間，可以放心做自己想做的事，對未來不安的情緒也穩定不少。

「一定要為自己保留選擇的機會喔，凍卵是世界上少數的後悔藥。」文伶語重心長地說。伊莉想起自己看過的動漫，主角希望時間可以倒流，改變過去，那時她還想與其如此，不如不要做會後悔的事。但隨著年紀增長，她漸漸明白世事不易，人生常常有太多選擇，有時決定後卻又百般後悔，反覆回想當初是否該做另一個選擇，但遺憾往往無可追回，然而文伶卻告訴她，世上真有後悔藥，伊莉感到很震憾，不禁認真思索凍卵的必要性。

　　這天伊莉和艾咪分享她決定凍卵的計劃：「肌瘤手術後，我去了文伶工作的生殖中心參觀，了解凍卵的費用和流程，發現費用沒有想像的那麼高，而且好的生殖中心，會讓人很放心把自己交給他們。」

　　「太好了！這是很棒的決定，凍卵時，記得通知我，這次我一定會陪妳！」艾咪握拳。「上回我開刀，妳沒陪我，這次當然要全程補回來囉。」伊莉說。「補補補！都補給妳！」艾咪笑著，然後看向嬰兒室內：「天哪我的寶貝真可愛，等下我一定要抱抱她。」

　　伊莉也跟著笑了，儘管還不知道自己未來會不會順利結婚生子，甚至還不知道另一半在哪裡，但希望有那麼一天，自己也能擁有像艾咪一樣的幸福笑容，更有信心面對未來的美好。她微笑地確信著：「凍卵，是對現在的自己，最理想的禮物。」

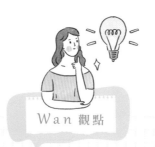

現代人的社交模式已經和過去不太一樣，一台手機就可以消磨好多時間，伊莉就是現代宅女的典型案例。而眼看年紀越來越大，媽媽總是關心女兒，希望女兒能找到對象，這無形中的期待帶給還在探索自己的伊莉些微的壓力，多數人在生活的「安全模式」下，喜歡讓自己待在感到安心的舒適圈內。故事主角，本來認為自己和生育或找對象無緣，但家人的關切和一些契機讓她開始調整改變，儘管要立刻改頭換面並不容易，但往往只要開始行動，就會有不同的風景。

改變前，可能會有很多聲音阻擾我們跨出那一步，此時，不妨想想改變了會如何，持續進行小調整，會在未來形成大改變。勇敢行動是最好的方法，跳脫舊有的舒適圈，就會發現生命本身就是充滿變化與挑戰的！

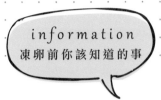

子宮肌瘤簡介，為什麼會長子宮肌瘤？

　　子宮肌瘤（Uterine Myoma）是女性骨盆腔內最常見的多發性腫瘤，也是子宮平滑肌的細胞形成的良性腫瘤，或稱纖維瘤。有三成以上的婦女在一生中會患有子宮肌瘤，25 歲至 45 歲婦女中，約有 25%～30% 患有子宮肌瘤。而子宮肌瘤的形成原因有許多種，目前主流研究認為大部分都與荷爾蒙（雌激素）的改變有關，但遺傳、是否懷孕、代謝機能、壓力、環境荷爾蒙等都是子宮肌瘤的風險因子。

　　如果你有以下常見狀況，需檢查是否有子宮肌瘤問題：
● 經常經痛或慢性骨盆腔疼痛。
● 不正常出血，如經血量多、有血塊、經期延長、貧血。
● 壓迫症狀：肌瘤壓迫膀胱或直腸可能會造成膀胱和排便功能障礙。

● 懷孕合併症：懷孕時肌瘤常會快速長大，造成其他合併症。

● 自然流產之經歷：肌瘤患者流產的可能為正常婦女的 2 ～ 3 倍。

● 不孕症狀：子宮肌瘤如長在肌肉層或是粘膜下，容易影響胚胎著床會造成不孕。

● 具有子宮肌瘤家族史的女性。

● 初經較早、服用性激素相關的補品或藥物的女性也需注意。

　　可以透過專業醫師的婦科內診、腹部或陰道式超音波、子宮鏡檢查，了解是否有子宮肌瘤喔！

更多內容詳見
相關醫學網站

名主持人的七年計劃

蒂蒂｜演藝圈主持人

凍卵年紀：**35 歲**

最後凍卵數：**14 顆**

PS. 已婚 8 年，42 歲進行試管

能夠分裂成為好胚胎的大部分都是年輕的卵，

若想把握時間，

建議你直接使用之前預存的卵子，

來進行試管嬰兒療程。

親人陸續病逝，渴望建立自己的家

「我本來沒有打算生小孩，但因為外婆住院，所以我在 35 歲時凍卵，42 歲生下寶寶。」現場鎂光燈閃爍不停，過往都是蒂蒂在活動現場擔任主持工作，適時對主角提問應答並控制現場流程，讓到場的每位記者、攝影，都能問到、拍到他們要的內容和影像。沒想到今天她成了主角，要一一對現場每個採訪媒體回答各式問題。

「可以說明一下，當初為什麼凍卵，還有現在有了小孩有什麼改變和不同嗎？」台下一位記者發問。蒂蒂點頭一笑，前塵往事彷彿仍在眼前，歷歷日昨。她握著麥克風，開始娓娓道出關於這段長期家庭計劃的心路歷程。

蒂蒂從小在國外長大，外型亮麗高挑，雙語流利，很快就被發掘進入演藝圈，以專業形象的路線出道，而她也很努力積極，很快便打出知名度。事業心強的她，為了成功地在主持界奠定地位，對婚姻一直抱持著隨緣的態度，雖然有個交往多年的男友，但兩人的重心都放在事業上，也沒有明確的結婚計劃。蒂蒂認為婚姻不過就是一張紙，維持現狀比較自由自在。沒事還是不要結婚吧，不然質感生活就會消失不見，蒂蒂這麼想著。每年蒂蒂都會和男友出國旅行，兩人都很喜歡自由的相處模式，希望可以一直持續。然而，就在她和男友到日本度假時，接到家裡來電，得知父親病危已進加護病房，蒂蒂立即結束行程趕回台灣。回台灣沒兩天，父親便過世了，在靈堂守夜時母親告訴她，父親很驕傲有她這麼一個女兒，可是也很遺憾沒看到她穿上白紗，擁有自己的家庭。從那刻起，蒂蒂有很深的體會，家應該是一個

蒂蒂在鎂光燈中，

侃侃而談分享求子過程

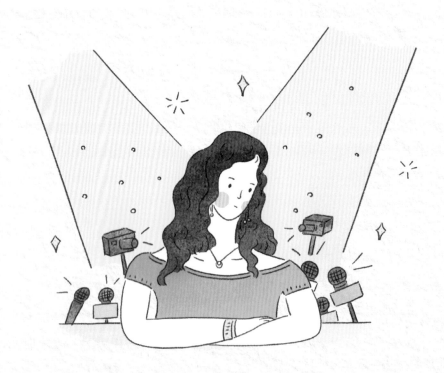

互相分享愛的地方，偶爾有爭吵、意見不合，不管如何，當她回到家知道有個人會在那裡等她，遇到困難時彼此伸出援手。

蒂蒂在處理完父親的喪事後，一度感到生理期紊亂，但她並不以為意。直到某次健康檢查後，才發現自己長了一顆不小的的子宮肌瘤，不過因為工作忙碌便一直置之不理。在父親過世後，男友一直擔任她的心靈導師，給予她強大的安慰和心靈陪伴，於是蒂蒂主動提起結婚的打算，後來兩人走入了婚姻。

凍卵留住青春，為未來留下卵實力

時間過得很快，兩人快樂地度過婚姻的第八年，每當有人問怎麼不生個小孩呢？兩夫妻的基因都這麼優秀，應該多增產報國。蒂蒂總是說她和先生很滿意現在的兩人世界，暫不考慮生小孩的事，「如果哪天真想生了，我再告訴你們。」蒂蒂微笑回應大家。

某日，蒂蒂的外婆不小心跌倒住院，蒂蒂前去探望，外婆問她真的不想生小孩嗎？「如果沒有生小孩，等到老了生病住院，可是沒有人來探望哦！阿婆有你們每天輪流來看我，感覺病很快就會好了，快生個小孩給阿婆抱抱。」外婆笑著說。蒂蒂家族人數眾多，大家可以依時間分配到醫院輪流照顧，雖說養兒無關防老，但出身自大家族的蒂蒂，每年過年圍爐，兄弟姊妹、親戚來訪的熱鬧景象，那種一家團聚的幸福感，蒂蒂其實也很喜歡，這大概就是老一輩常說的開枝散葉的意義吧！她不禁開始思考或許可以認真計劃生育一事，如三、五年

後，有個明確的時間也好做準備。蒂蒂把這樣的心情告訴老公，沒想到他也抱持同樣想法，兩人決定再做肌瘤的定期追蹤時，順便到醫院做諮詢，才得知原來還有凍卵這個選項，很適合他們現在不想立刻生小孩，又能保留日後選擇的機會。不過凍卵之前，得先把蒂蒂多年未處理的子宮肌瘤以手術的方式取出，醫師還對她開玩笑說，把子宮肌瘤養得這麼大又不會生利息，還可能會影響懷孕，應該早點來處理。

為了凍卵，當時 35 歲的蒂蒂做了 AMH 值檢測，蒂蒂的 AMH 指數有 3.75，以正常年輕女性 AMH 指數在 2 ～ 5 之間來說，算是表現不錯的。蒂蒂完成移除肌瘤的手術後，便接著去凍卵，預先凍卵等於是把握了未來的籌碼。雖然蒂蒂 35 歲時凍卵，不過一直到 42 歲時，因外婆過世有感人生無常，才真的動了懷孕的念頭。朋友回應她這些很正常，人的一生就是不停地在變動，譬如獨身主義者但遇上適合的對象就結婚了，或是討厭小孩的不小心懷孕後，竟變成一個曬娃狂，天天秀自己的寶貝，親人過世才想到珍惜相伴……，諸如此類不勝枚舉。因為世間唯一不變的就是變，所以蒂蒂當初和先生嚮往自由自在的婚後生活，因親人過世後，產生想法的改變也是很正常。

蒂蒂來到當初凍卵的診所諮詢，醫師問了幾個如生活作息、夫妻有無避孕等問題，得知蒂蒂在決定懷孕後，不再避孕已近一年餘，醫師沉吟了一下，回答：「若有規律的性生活但一年內仍無法懷孕，就是不孕。年紀達 35 歲以上，時間得縮短到半年內。」聞言，蒂蒂心裡也早早有底，年過 40 要自然懷孕是沒那麼容易的，身邊就有幾個年齡相仿的朋友開心懷孕，卻失望流掉，中間辛苦的過程難以言喻。這個年紀拚的是時間，不是努力，好在她有個很大的籌碼是已凍卵。

後續醫師為她安排了陰道超音波、血液荷爾蒙檢查，確認她現在要自然懷孕的機率較低。「卵的染色體異常率會隨著婦女年齡而增加，換句話說，越年輕的卵子受精後越有機會分裂成好的胚胎，若想把握時間，建議你直接使用之前預存的卵子來進行試管嬰兒療程。」醫師建議。幸運的是蒂蒂在 42 歲、接受試管療程時，一次就成功。由於進行療程時蒂蒂已經是超過 40 歲的的高齡產婦，她做了 3.5 代試管嬰兒基因檢測（PGT-A），以胚胎切片的方式檢測基因，取代傳統的羊膜穿刺，透過生殖醫學的協助，讓她在孕期更能安心。

為了備孕，她暫別主持生涯，一起和先生進行健康計劃，早睡早起、均衡飲食還有規律運動。進出生殖中心治療的過程中，看到有些人歷經數年多次的試管才幸運得到一子，因而高興或失望地哭泣，蒂蒂常默默地跟著掉下淚來，對自己突然變得善感而不可思議。原來所謂的同理是，當你來到相同的位置才能與其共憫，同感其心。其實走在這條路上的人誰不辛苦呢？蒂蒂在心裡謝謝當初那個決定凍卵的自己。當台下記者聽完了她的分享，問她有沒有什麼建議提供給想凍卵的女性？蒂蒂想了想說：「如果沒有那麼快要生小孩，記得一定要先去凍卵，少買幾件名牌衣服和一兩件名牌包包就能執行了。包包只用得了一時，之後花再多錢，卻沒辦法買回你的青春了！」接著更補充：「就算是高齡懷孕，生殖醫學可以少掉很多擔憂，透過檢測已可知道寶寶有沒有唐氏症、地中海貧血、小耳症等問題，這是非常重要的。」

什麼是有子萬事足，現在的蒂蒂已能完全體會。記者會結束後，她只想快點回家抱小孩，說來也要感謝當年外婆的點醒，雖然外婆已經不在了，但蒂蒂相信她現在一定和爸爸在冥冥之中守護著她。

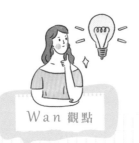

Wan 觀點

蒂 生寶寶的計劃長達七年,儘管結婚了,最初追求事業不想生孩子,之後因家人陸續病逝決心要生;所幸提前凍卵,於 42 歲時進行試管嬰兒療程後順利懷孕。凍卵後的女性在未來準備懷孕時,須解凍卵子並與先生的精子授精,於生殖實驗室內培養數日,再將胚胎植入母親體內,達到著床懷孕的目的。

試 管嬰兒療程包含取卵、實驗室培養、植入三個部分,若是預先凍卵或凍胚胎(已婚夫妻可以凍胚胎),之後只要在需要時進行植入即可;年輕卵子較易受孕,和高齡試管的卵子,兩者的起始點,是不一樣的。

不 少女性犒賞自己的方式便是買個包包或漂亮新衣,當做慰勞自己的禮物。不過如同本篇主角所說「名牌包和無價的青春」妳該如何選擇呢?人都是會改變的,正因為人生就是不停在變動,以前斬釘截鐵的意念,放到現今可能已不再堅持,也因為資源有限,我們更需要做正確的選擇。時間無法倒流,不妨想想,什麼才是妳的優先順序?

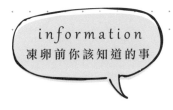

information
凍卵前你該知道的事

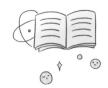

第三代胚胎植入前基因檢測 PGT 是什麼？

胚胎植入前基因檢測 PGT（Preimplantation Genetic Testing）技術，可以將檢測提早於胚胎著床前，經由基因診斷，將無基因異常的胚胎植入母體，避免生下帶有基因缺陷的胎兒！

胚胎著床前染色體篩檢（PGT-A/PGS）

PGT-A（Preimplantation Genetic Testing for Aneuploidy），舊稱為 PGS 檢測（Preimplantation Genetic Screening）。是在胚胎植入以前，先進行染色體（套數）篩檢，目的為找到好胚胎、確保染色體正常，提高懷孕率，減少流產機率。將培養至五天的胚胎，以切片方式進行染色體的分析選出正常的胚胎。胚胎是否有染色體異常的機率取決於女性的年齡，年齡越高，胚胎有染色體數目異常的機會便越大。

建議 PGT-A/PGS 之檢測對象

1. 35 歲以上之高齡產婦
2. 反覆性流產
3. 多次 IVF（試管嬰兒）失敗
4. 家族有患有遺傳或染色體異常之疾病

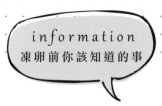

更多內容詳見
相關醫學網站

胚胎著床前單基因診斷（PGT-M/PGD）

PGT-M（Preimplantation Genetic Testing for Monogenic Disease，舊稱 PGD）的檢測為單一基因遺傳疾病的篩檢，目的為篩檢出已知的遺傳疾病，如有基因遺傳疾病家族史的夫妻，在胚胎植入前，藉由 PGT-M 可將不帶有特定家族遺傳疾病的胚胎進行植入，避免將嚴重的基因異常遺傳至下一代。

建議 PGT-M/PGD 之檢測對象

已知夫妻之中攜帶遺傳性疾病的因子

胚胎著床前染色體結構檢測（PGT-SR）

PGT-SR（Preimplantation Genetic Testing for chromosomal structural rearrangements）可檢測胚胎是否帶有染色體結構異常的問題，染色體結構異常，會增加流產率或生出異常寶寶之機率。

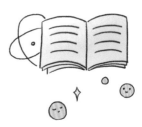

　　根據 2017 年國際監測輔助生殖技術委員會（ICMART）最新的生殖術語表，PGT 可分為三類，PGT-A/PGS 檢測染色體套數，PGT-M/PGD 檢測單基因缺損疾病，PGT-SR 則是檢測染色體結構排列。

檢測目的	PGT-A/PGS 染色體套數	PGT-M/PGD 單基因缺損之疾病	PGT-SR 染色體結構排列
適用對象	· 高齡產婦（35 歲） · 反覆性流產 · 染色體異常或轉位的家族史 · 反覆試管嬰兒失敗	已知攜帶遺傳性疾病	· 反覆性流產 · 已知攜帶異常染色體
檢測疾病	· 唐氏症 · 透納氏症 · 克林費氏症 · 愛德華氏症 · 巴陶氏症	· 血友病 · 地中海貧血 · 僵直脊椎炎 · 軟骨發育不全 · 脊髓肌肉萎縮	· 染色體倒置 · 染色體轉位

2-3

即使愛情挫敗
仍要預留希望的種子

雨涵｜外商公司董事長特助

凍卵年紀：**36** 歲

最後凍卵數：**30** 顆

PS. 未婚

我們可能無法知道，

三、五年後的自己會如何，

但是可以給自己一個希望，

當幸福來臨時就會發芽了。

活躍社交場合尋覓真愛的花蝴蝶

　　今天是 K 集團旗下百貨慶祝成立十周年的酒會，酒會上冠蓋雲集，邀來許多商場上的老闆與董事、名媛貴婦與政界人物，大家齊聚會場交流，各自施展社交手腕。雨涵穿梭在人群中，忙著四處招呼，若是未曾謀面者便主動上前自我介紹。她穿著一襲低胸緊身黑洋裝，穠纖合度地服貼在凹凸有致的身材上，修長白皙的美腿看得出平日的細心保養，搭配墨黑描金底的三吋高跟鞋，步步搖曳生姿。簡單的妝容只擦朱紅霧面的唇膏，眼尾勾起上揚的眼線，看起來優雅又性感，經過者都會忍不住多看她一眼。有幾個女人的視線落在雨涵身上，小聲地討論起來。嘰嘰喳喳地說著八卦，最新消息是雨涵好不容易交了個富二代，沒想到人家早有正牌女友，準備結婚狠狠把她甩了。「也太慘了吧！」其中一女笑出聲來。

　　酒會結束後，雨涵回家躺在床上，連妝也懶得卸，雨涵知道那些貴婦們背地裡怎麼說她的，其實她們沒有一個真心。「波波只有你最愛我！對不對？」雨涵親吻著愛犬，白茸茸的瑪爾濟斯乖巧又可愛，總是帶給她許多撫慰，多少個傷心夜晚都是波波陪她度過，比任何特效藥都來得有效。難怪人家會說狗是人類最忠心的朋友，一點也沒錯。

　　雨涵總相信命運靠自己創造，從一個什麼都不懂的小職員，一路爬到外商企業的董事長特助，為拓展人脈、打進名人社交圈，她上遍品酒課、插花課、藝術拍賣課、法文課、各式投資理財課，也學打高爾夫球，參加名媛權貴才能入場的派對、活動、馬術俱樂部，認識了不少高大上的富賈、名門。每週她都將行程排得滿滿，一方面希望學

習更多，但最終目的是期望能在這些地方遇到對的人。離開學校後，她談的戀愛沒有一個順利，長跑七年的愛情遭逢劈腿，自此她認清「什麼都是假的，只有能握在手裡才是真的」，然而，即使用力地打進了名人圈，她覺得適合自己、功成名就的富商們都已有了妻小，對雨涵有反應的男人卻只想讓她當小三，喜歡雨涵的人她又沒有感覺，不知道自己何時才能擁有真正的愛情呢？偏偏她喜歡的就是兼具經濟實力和權勢的男人，但皆所遇非人。想到這兒，雨涵又焦慮起來，波波好像也知道主人的不開心，溫柔地舔了舔她，雨涵窩心地緊抱波波，什麼有子萬事足，小孩又吵又麻煩，應該改成有狗才是萬事足吧！

雨涵週日要參加一個狗狗社團活動，裡頭的成員都是來自四面八方的專業人士，她在這裡認識不少朋友。當她精心穿著與波波同色系的「親子裝」，要赴約時，因為接了通商務電話，導致牽繩鬆掉，波波跑到大馬路上，她狂奔追著大叫：「波波回來！波波回來！」但波波卻愈跑愈快，以為媽媽在和牠玩。一輛車急駛過來，雨涵放聲尖叫……。因為波波的離去，雨涵足足在家哭了兩天。狗社團中一位和她友好的朋友陳醫師特別到家裡安慰她。雨涵看到向來視如大姐的陳醫師，忍不住大哭起來。她哽咽地說，每次遇到感情上的爛事，都因為有波波的陪伴而堅強度過，現在沒有波波了，她不知道未來該怎麼辦。

尋求安定的力量等待幸福

「我突然覺得我什麼都沒有了。沒有感情、沒有依靠，人生都是空的。」陳醫師抽出面紙給雨涵擦淚，溫柔地說：「怎麼會？妳在社

社交花蝴蝶穿梭在名人社交圈，
只為尋覓對的人

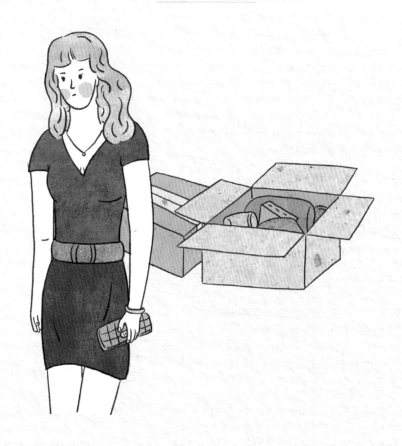

團裡被大家公認能力強、人漂亮，公關一極棒的女生，我們都覺得妳很優秀呢！」雨涵猛搖頭，「我其實一直很焦慮、很不踏實，三十好幾了，很認真在找對象，可是總遇到錯的人，渴望婚姻又害怕當媽媽，我也不知道自己在想什麼。」

「為什麼會這麼害怕呢？」陳醫師問。雨涵一古腦兒地說出若生了小孩，她的社交活動、興趣和愛好是否能繼續維持？若想再進修新的課程，時間可以妥善分配嗎？身材變形走樣無法恢復怎麼辦？她想到那些已經生子的朋友們，連要約個下午茶都要喬很久，開口閉口都是媽媽經，這會是她想要的生活嗎？「我害怕失去自由，可是又希望自己未來也能擁有可靠的丈夫和幸福家庭，我真的好矛盾喔。」

陳醫師沉吟了半晌，安慰著雨涵：「這很正常，一點都不矛盾。很多女生和妳一樣，擔心這個那個，年紀到了開始著急找對象，越急就越找不到，但女生的生育是有年齡限制的，正因為沒有辦法和時間對抗，所以很多事無法重來，考慮的事就要更周全。」雨涵突然覺得很無望：「所以我到底能做什麼？」

「我們可能無法知道，三、五年後的自己會如何，但是可以給自己一個希望，譬如我有好幾個未婚醫師朋友都悄悄去凍卵，她們選擇凍卵當作希望的種子，當幸福來時就會發芽了。」陳醫師的種子說深深地烙印在雨涵的心底，凍卵確實可以替已屆適婚、育齡卻暫時沒有對象的女性保留生機。雨涵也明白她對擇偶的要求條件很高，既不能屈就也不願放鬆標準，年紀不輕了勢必更難找到適合人選，這些年她努力提升自己，以為萬事周全，卻獨獨漏掉生育這一塊尚未規劃，自

從聽完陳醫師的建議後，雨涵認真考慮凍卵的計劃，於是決定到陳醫師推薦的生殖中心做超音波檢查，後來也正式凍卵。

　　本身是無神論的雨涵，決定凍卵後，竟失眠了好幾天，她還跑去各大廟宇拜拜求心安，希望自己不要產生卵巢過度刺激症候群，導致腹水、甚至呼吸困難。雖然之前搜尋過這些發生率極低，還是很害怕萬一她是倒楣的那個該怎麼辦？陳醫師安慰她若真的有不適症狀，只要回診所都能得到妥善治療，基本上凍卵療程是非常安全的，不要自己嚇自己。有了陳醫師的保證，雨涵放心許多。到了凍卵的那天，手術進行得很順利，疼痛感甚至比雨涵去醫美進行皮秒雷射、補打玻尿酸還來得輕微，但雨涵還是覺得有點下腹痠脹，她緊張地問護理師自己是不是產生卵巢過度刺激症候群？護理師要雨涵先放鬆心情，若真的出現強烈反應，會請醫師處理。

　　吃完診所提供的熱雞湯後，雨涵好多了，在休息室還拍照上傳臉書和 IG，寫下：「完成一件人生大事，要給自己一個大大的擁抱。」雖是短短的一句話，雨涵卻覺得自己往前邁進一大步，這和以往拿到寶石、語文等檢定證書所獲得的滿足完全不同。凍卵後，雨涵還意外發現自己不但情緒平穩很多，內心也彷彿獲得安定的力量。愛情不能掌握，生育機會卻可以，雖然有點懊惱沒有早點想通，青春的卵子畢竟更好，但雨涵趕上凍卵的末班車。現在的雨涵，依然積極參加各種社交活動，像蝴蝶般忙碌著。不同的是，她不再莫名焦慮，預先把卵子存起來等待對的人出現，更可以安心去追求愛情。

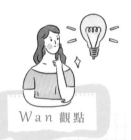

曾經和身邊幾位朋友討論過,條件不錯的女性常會面臨到幾個現象:「她是不是眼光很高呀?」「是不是很多人追求?」「現在還沒有對象,一定是喜歡有錢又有實力的人吧?」這樣的對話,常常令人不知該如何回應。

男性和條件優秀的女性在一起,會有壓力,還有希望對方能力較自己差一些的傳統觀念造成深交的阻礙。有些女性條件不錯、身旁資源豐富,也許是因為高學歷,在找尋對象上看到的是更優秀的設定,但要在同溫層中找到適合又單身的對象相形困難,所以本故事的主角容易患得患失,時常處在焦慮狀態中。幸好,凍卵提供她更多的「彈性時間」,不但減緩找伴侶的壓力,也多了一點空間去做未來規劃。

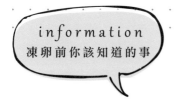

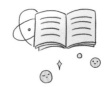

婦科超音波檢查怎麼做？

　　超音波檢查是使用超音波高頻率的聲波穿過人體，藉由不同器官組織對聲波的反射，達到檢查目的，但因為探頭及探測的位置不同而有差異。在婦產科超音波檢查分為腹部超音波與陰道超音波，超音波是沒有輻射線的侵入性檢查，也是相對安全的影像輔助儀器。

腹部超音波

● 檢查前膀胱需脹尿，透過超音波探頭，經由腹部觀察腸子及骨盆腔內部，可看到子宮及卵巢構造，包含胎兒的生長情形。

● 接受腹部超音波檢查時，因為要露出下腹，所以女士們盡可能穿兩截式衣服，不要穿連身衣裙，以免不方便露出下腹部。

陰道超音波

● 透過超音波探頭伸入陰道，檢測時不需要脹尿，可觀察到子宮及卵巢內的情形，像是卵巢濾泡的大小與生長情況、子宮內膜厚度等。因為會通過陰道，所以一般沒有性經驗的女性較無法使用這種方式檢查，醫師或護士在檢查之前都會詢問。

● 此外，做陰道超音波不一定要避開經期，例如，經期正好是不孕症患者計算卵巢濾泡數目的好時機，醫師會建議妳該何時安排檢查。

● 受陰道超音波檢查時，可以穿連身衣裙或裙子，以方便檢查。

不管離婚或凍卵 都要有萬全的準備

黛安｜產品設計師

凍卵年紀：**32** 歲

最後凍卵數：**26** 顆

PS. 離婚

「我們努力工作是為了更好的生活，
可是我們常常忘了那個更好的生活，只會拚命工作。」
這番話，讓她決定放慢腳步，
好好感受當下，享受人生。

童話裡的公主王子敵不過現實的衝擊
. . . . .

　　離開不適合的婚姻，就像脫掉不合穿的鞋，以後的每一步都感到海闊天空。在 20 出頭就結婚，也在 30 歲之前離婚，黛安回想過去經歷離婚的那段時光，慶幸自己已完全走出來，現在的她，已經活出新人生，若問她體會了什麼，她笑著說：「因為更懂得自己，了解內心的渴望，明白了什麼是愛。」當年，只因男友一句在美國攻讀博士寂寞，她毅然放棄在英國的高薪工作飛往美國，把過去砍掉重練，陪他重新開始。隻身一人來到全然陌生的環境，黛安得花上更多的精神和時間適應嶄新的城市，然而，有愛都可以克服，兩人相互扶持，度過一段美好時光，也排除萬難結了婚。「我會努力讓家人接受並認同妳。」那時的未婚夫說。

　　這是一段不被祝福的婚姻，婚前，男方母親還上演了一場像八點檔一般，企圖阻止他們結婚的橋段。樂觀的黛安認為只要兩人好好生活，時間會證明一切，總有一日會被肯定的吧！然而黛安的認真並沒有換來同等對待，她在工作上有多發光發熱，相反地，從男友升級到先生的另一半就有多黯淡無聲，當初他的開朗創見，隨著時間愈趨保守和固執，他說自己不適合美國，想回台灣接掌家業，不能讓父母的期望落空。黛安無法認同這樣的想法，她認為：「人不是為了滿足他人的期望而活，因為你永遠不知道滿足的界限在哪裡。」但先生卻反駁：「因為妳只想著妳自己，知道自私怎麼寫嗎？」那時，黛安剛拿到美國一家知名企業的商品部 offer，那是她夢想的工作，時間好像突然變得永遠不夠，東西學不完、趕不上，這些對職涯的想望，看在先生眼裡，只覺得她變了。別人讚許黛安變得更好，更有未來性，應該

離婚後的全新人生，
期待幸福的到來

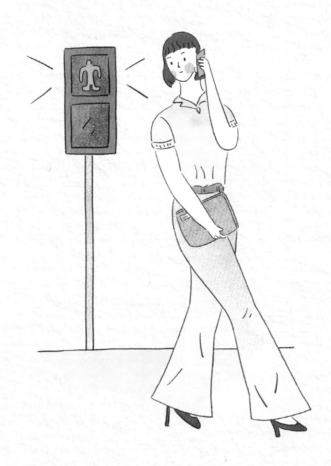

替她高興，可聽在他耳裡卻如綿裡藏針，總不經意地在這裡刺一下、那裡扎一下。夫妻之間漸漸形成沉默的比較和競爭。當年他們互相扶持的時光像過時的童話慢慢泛黃褪色，公主與王子並沒有從此過著幸福快樂的日子。某日，先生再次提出返台要求，兩人未能取得共識，在一次大吵後，先生一人離開美國。僵固的婚姻關係沒有因為距離美化，反而更形疏遠。這時家裡傳來親人過世的消息，黛安暫且放下工作回台奔喪，原以為回家看看家人也許可以緩解心緒，先生卻直接越過她，向女方父母提出離婚要求。

離婚後的全新人生，成為更好的自己

親人驟逝和「被」離婚的雙重打擊下，回到美國後的黛安度過了很長一段渾渾噩噩的日子，直到好友見黛安不能這樣下去，不斷開導她，並帶她參加各式活動，認識一名小她五歲的新對象，灰黯的生活好像才出現一道陽光。

黛安審視過去，因為不相信自己，焦慮會落人之後，時時神經緊繃，可是當她重新調整腳步，相信自己可以做到後，好像也沒那麼可怕，不就一件一件去解決嗎？此外，陽光男孩，噢，就是那個新對象，告訴她：「我們努力工作是為了更好的生活，可是我們常常忘了那個更好的生活，只會拚命工作。」這番話讓她決定放慢腳步，好好感受當下，享受人生。陽光男孩的的生活態度，讓黛安學習到和所愛之人相處的優先順序，對生活又重新有了期待，兩人也在美國登記為同居伴侶，在婚姻以外也能擁有合法地位。人生的下一階段要做什麼呢？

黛安已經全盤想好了，生理上已來到接近 32 歲這個生育的敏感關卡，而現在 27 歲的新對象在五年內並未打算投入婚姻關係，歷經婚姻挫折的黛安，對婚姻已不再有粉紅憧憬，生育更是排在這之後，但礙於女性天生生理的限制，諸多現實考量下，選擇凍卵便是個進可攻退可守的保障。

　　她與陽光男孩討論自己的計劃後，剛好男方就職的科技公司就有補助員工和伴侶生育、生殖保險的福利，凍卵也是其一保障方案，黛安的資格完全符合，凍卵之路就這麼順利地一路進行。後來黛安發現美國許多大公司不但提供員工凍卵福利外，甚至還有領養援助等等，有些原本未將凍卵放入人生計劃的適齡女性員工們也紛紛心動。黛安回家後和陽光男孩分享她在生殖中心的所見所聞，深感大公司為留住優秀人才的別出心裁。畢竟在美國凍卵所費不貲，幸運如她，因另一半而受惠，她開玩笑說自己遇到了「金主」，陽光男孩則回她：「也可以說是精主啊。」兩人你來我往，話題逐漸往 18 禁走去，黛安笑得好開心，不必戰戰兢兢地談天說地、百無禁忌，原來遇到對的人是這種感覺。

　　很多女性會因為出於愛，勉強自己做不喜歡的事情，選擇忍耐並相信對方會感謝這份心意，然而健康的關係應該建立在互相包容與尊重上。黛安不管是個性或經濟都無需依賴他人，若沒有獨自在國外生活的本事和照顧自己的能力，又如何能走出難關展開新生活呢？現在她快樂滿足的享受生活，對事情充滿熱情，並期待幸福的到來。

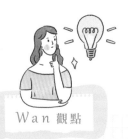

Wan 觀點

關係的型態有很多種，而婚姻只是其中一種而已，婚姻和愛情相輔相成，但真正的愛情是在相互扶持後，讓伴侶雙方共同成長。現在，許多女性在離開不適合的感情後，常常都能華麗轉身，而女性獨立的第一要件，便是經濟自主以及擁有可以支撐生活的能力。

人的一生很長，失敗和情感挫折總會遇上幾樁，只要身心靈獨立，就能為自己爭取生活中最大的自由，即便隻身在外或婚姻、感情不如意，隨時都能瀟灑離開，錯過了一個人，或許還會遇見更多的人，不必受制於某種選擇中。本篇主角便是獨立的女性，離開了不適合的婚姻後，迎接她的是全新的人生，而她也積極地為未來做出準備，能心無旁鶩地樂於生活、成就夢想。

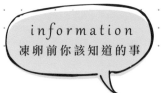

information
凍卵前你該知道的事

1 最適合的凍卵年紀？

女性在 30 歲以前凍卵，因為年輕，效益是不會差太多的，除非是癌症患者或是 AMH 的數值小於 2（低於平均值）才會建議凍卵。而 30 歲後，若沒有馬上生育結婚的打算，就可以開始思考凍卵的決定了。

國外文獻建議 30 ～ 35 歲之間凍卵最好，學界認為 38 歲凍卵是警報。根據每個人的身體狀況，40 歲以下凍卵也是有機會的。

2 誰適合凍卵？

① **35 歲前後，未有婚育計劃。**
② **卵子庫存量指標 AMH<2。**
③ **重大疾病。**
④ **癌症：準備接受化療或放射線治療之女性癌症患者。**
⑤ **無精症：試管嬰兒療程中，太太取卵當天先生無法取得精子，必須先凍存卵子等待精子銀行配對。**
⑥ **其他：卵巢早衰家族史、自體免疫疾病等。**

3 凍卵，每個人生階段該思考的事

35歲以後女人的卵子庫存及品質都直線下滑。現在的你就像在跟時間賽跑，越晚行動，機會就越小。

20～30 歲	30～35 歲	35歲 以後
定期檢測 贏在起跑點	**從容掌握 未來人生事**	**別讓時間 成為你最大的後悔**
從20歲開始卵子庫存量及品質就逐漸下降，透過快速的檢測（AMH），即可讓你了解你的卵子庫存量。	35歲以前凍卵的CP值最好。若你正在實踐人生目標，還沒有生子計劃？凍卵將會是你的新選擇，彈性保留自主生育權。	35歲以後女人的卵子庫存及品質都直線下滑。現在的你就像再跟時間賽跑，越晚行動，機會就越小。

2-5 幸福在哪裡？
成家觀念大論戰

真命天子就要出現了，

但他人在非洲，

而且是用走的。

——歐普拉（Oprah Gail Winfrey）美國脫口秀主持人

現代人的感情和婚姻觀念變得多元，

對婚姻和感情關係的看法更是跳脫傳統價值，

有人想找對象，但有些人卻不想，

同居不錯，也許保持質感單身生活更好。

單身晚婚成趨勢，解方在哪裡？

　　如何尋找共創幸福的對象，儘管「單身的人何其多，偏偏合適的通通不屬於我」。很多人在進入感情前往往不是那麼了解自己的需求，但當年紀漸長，身邊的朋友開始拋出紅包炸彈時，又覺得似乎不能一直這樣下去，可是在既定的工作模式下，生活安排了舒服節奏，時間一久，發現自己一個人挺好、挺自由、挺習慣，也就不再尋覓了。有些人寧可把姻緣大事歸咎於老天，若不能轉角遇到愛，也許就是沒有緣分。

　　想要維持單身者，或許可以從另一種角度思考：「我是否已做好一個人過一生的準備？」如果答案是否定的，那麼行動上就要更加積極，所以，若將愛情視為一場戰爭，那我們要做的應該是多和敵人調情。

　　生命的延續是源自生物的本能，在人體生理結構的設計上，若要孕育下一代，年輕永遠比年老更具優勢，但不少人因為沒有遇到適合對象而延遲了婚姻與生育，如 2-3 故事中的雨涵，總是在錯的地方積極找尋對的人，或是本章第一個故事不擅社交的宅女伊莉，一廂情願地認為動漫世界遠比真實世界迷人；也有的是目前交往的對象暫時不考慮有寶寶或邁入婚姻、感情一時遇到瓶頸等。她們都是對未來感到焦慮，不確定想生或不生，結婚或不結婚等，在生育時鐘滴答響的現在，他們有好多不想錯過的事物，這些例子如實地反應在現今許多女性身上，也許就在妳我的身邊。

　　「成家立業」，這成語把「成家」擺在「立業」之前，説明除了追求志向，和適合、有愛的對象共組家庭，是進入人生下個重要階段

的起始點。女性因為生育時鐘之限制和社會的傳統期待，也許會比男性更早面臨抉擇是否該「成家」，然而，就算生育時鐘開始倒數，也沒辦法馬上原地結婚生寶寶，會根據當時情感狀態和觀念的不同，而不一定進入婚育的階段，如：

1 ｜不擅於社交或與異性相處，沒有認識適合的對象

年輕時專注於讀書和課業，進入職場後，可能也會維持之前習慣的社交模式，甚至以自我需求為主要考量，先考慮一個人生活，等滿足後再來思考有沒有機會考慮「兩個人」的事，找對象若家人給壓力，感情和關係的進展可能會不進反退。

2 ｜追求者眾、不知如何選擇

很多追求者的情況下，有時反而更不知該如何選擇，一旦可選擇的範圍擴大，要求會更多，也因為差異變小，比較的難度也會增加。因為不想為了結婚而結婚，所以才更小心翼翼的好好思量、挑選適合的那個人。

3 ｜歷經情感的挫折，而暫時不想進入關係中

情感是複雜的，有時候並非一帆風順，感情破碎後也難免經歷挫折和內省的洗禮，更別提組織家庭了。有些人受傷後就想暫時休息，有時候也需要時間來重新建立對人和感情的信任，才能夠放手進入新的關係，有些人更可能會因感情受挫而影響對於婚姻和家庭的看法。

4 ｜伴侶的形式調整

陪伴的方式已經改變，婚姻對某些人來說已經沒有那麼重要，有

些人覺得長期穩定的關係反而會帶給自己更多的壓力，寧願依存於短暫快樂的關係，享受當下。

5│有穩定對象、但對未來有不確定性

有時候因為人生其他優先次序，婚姻和育兒可能都會往後排，儘管有固定伴侶，甚至已經結婚，也可能因為觀念不同，或事業優先甚至想要享受兩人世界等其他的理由而延後生育。

無論原因為何，尚未找到理想對象，要談結婚生子似乎有點早，已經進入穩定關係者，也對於要不要擁有自己的下一代感到迷惘，她們開始擔心，甚至恐懼，若太早投入未知，讓自己犧牲了生活品質。世界每分每秒都在變化，就算擬定全盤的計劃，也可能因為突來的變故有所改變，像前面故事中的主持人蒂蒂，深信不疑的東西會隨著時間與經歷開始動搖，過去的每分鐘我們都無法複製，但把握生育的權利，卻是每個人都可以做到的。如果晚婚已不可避免，我們還能做些什麼可以凍住青春的時光呢？

對象好難尋？年輕世代成功配對降低的理由

第一章和第二章的故事中，好幾位單身女性都在專業上有著不錯的表現，懂得生活，人生精彩又忙碌，有成功事業的創業家，有聰明靦腆的工程師，擁有精緻外在的空服員，還有十八般武藝樣樣精通的特別助理，這些條件不差的女性看起來就是他人想追求的對象，可不知為何情感總尚未靠岸。為什麼她們還在等待著「對的人」，或是說

好對象難尋呢？過往傳統社會中，常見男不高攀、女不低就的想法，婚姻以「男高女低」或「門當戶對」為階層基準來找尋另一半，早期女性因為經濟匱乏，多得靠丈夫給予生活資源，覺得有個穩定收入的對象是個倚靠的良伴，從內政部委託研究報告〈晚婚、不婚現象因應對策之研究〉[1]資料也顯示，婚姻市場中常見「男高女低」的婚配現象。「男高女低」在講述的是社會學中的「擇偶梯度」，過去男性具有社會資源，如職業地位和教育上的優勢，而女性則是以外表、年齡來吸引對象，以提升自己的社經地位；通常男性為了維持優勢地位故擇偶梯次向下，女性擇偶則向上找尋。

隨著兩性平權的進步，女權與女性教育程度、社經地位開始提高，無論是參與公共事務，還是經濟所得的差異與男性越趨縮小，儘管相對於過去的「男高女低」，年輕一代多可接受現今「女高男低」的配對。但是，傳統上女性對未來伴侶的要求仍傾向三高：收入高、教育程度高、年齡比自己高（還有身高要高？），對應至現今仍常朗朗上口的老話「女性渴望高富帥，男性則希望白瘦美」的理想婚配條件則不謀而合。因此，本身教育程度較高，或是條件不錯的女性願意低嫁的情況較少，婚姻對她們來說不再是唯一選擇，她們更願意花時間在追求自己的夢想上，當結婚和依靠伴侶的優勢不再，讓女性願意投入婚姻的誘因也減少了。反之，高學歷與高收入的男性並不介意收入、教育程度較低的女性做為婚配對象，同時也有一部分的男性轉而向外尋求，如東南亞或他國女性做婚配，或是乾脆獨善其身。

註 1
內政部委託研究報告〈晚婚、不婚現象因應對策之研究〉中，（楊靜俐 2006）的研究結果顯示未婚率會因性別和教育程度改變，教育程度越高的女性未婚比例越高，男性則相反。
註 2
ACG：動畫（animation）、漫畫（comic）、遊戲（game）的合稱。

　　現代人的感情和婚姻觀念變得多元，對婚姻和感情關係的看法更是跳脫傳統價值，有些人想找對象，但有些人卻不想，婚姻證書只是一張紙，同居不錯，保持質感單身生活更好，因為不想背負傳統婚姻帶來的壓力，而選擇一個人的自由自在。認識對象的交友模式也從過去以婚友社、書信為主流，轉變為線上交友、手機「dating app」、「隨滑隨約」等，透過網絡認識對象的模式，讓大家有了非常多選擇。另外，也因為興趣嗜好，團聚在一起發展社交，虛擬世界的社群交友也成為另一種現象，如這個世代常見的新語彙：宅男宅女、二次元世界。

沉迷虛擬、愛毛孩，甚於對婚姻的想望

　　有一群不諳社交的族群，嚴守自己有興趣的領域，最擅長的是在房間裡透過網際網路在虛擬的世界中旅行，宅男宅女的說法，或許大家已經很耳熟能詳，甚至偶爾還會自嘲自己也是宅宅（但沒有惡意）。一般人對「宅宅」的印象多為不喜歡出門，長時間掛網，不在意打扮，不擅社交等，但其實不少宅宅不是什麼都沒興趣，而是對「真人」沒有興趣。相較於虛擬世界，面對面交流對他們而言太麻煩，反而比較喜歡掛在線上，用社群聊天當網友。

　　他們特別喜歡二次元動漫中的虛擬主角和完美人物，沉迷於動漫偶像中的男女，也許憧憬完美的戀情，沉浸在非現實的虛幻裡，以崇拜虛擬偶像，將漫畫、遊戲、小說、偶像劇等 ACG[2] 衍伸物，當作生活中的重要寄託，沒有意願戀愛，更別說結婚了。在日本，甚至有宅男直接單方面宣布，自己已跟虛擬偶像軟體初音未來結婚。綜觀上述，

沈浸於虛擬世界的這群男女，因為在現實生活中，不太會遇到符合動漫中的幻想人物，再加上不常社交認識新朋友，除了工作外，他們其餘時間都在自己的興趣中，結婚成家已不在人生的規劃內，常常會以一種「隨緣心態」來找對象或處理感情問題，若再加上對自己沒自信而話題又偏於某些小範圍，也會造成某種程度的社交障礙。

　　一部分未婚或婚後不生族則是將這種情感轉投於寵物上，從毛孩的陪伴中帶來滿足，許多朋友婚後還沒生娃，就先養寵物，或因為不想生所以就先領養好幾隻毛孩。根據農委會統計，台灣 15 歲以下小孩人數，每年以 4％速度減少；飼養貓、狗數量則以超過 6％的速度在增加，「有貓就給讚」這類的留言，在社群已成為大家共同的語言。

　　無論已婚或不婚，有些人認為寵物可以提供陪伴與情感的撫慰，不婚者將寵物當成家人或伴侶；不生者則以子女視之親暱地稱自己為爸比，媽咪，毛孩宛如家人般的存在。四五年級生認為貓狗可養，但小孩一定要生，然而現今寵物已成為流行的替代選擇。細究養寵物的好處不外是療癒紓壓、帶來溫暖的陪伴，養毛孩的成本也遠比養小孩輕鬆，造就孩子生得少，寵物養得多的現象。擁有毛孩不生小孩，還有一個重要原因是擔心生活品質下降。好比安排各類進修課程、參與藝文活動，踩點美食、旅行等娛樂，生活安排豐富多采，這些可能都因為生育，勢必做出取捨。物質上的取捨或許容易，但更多人害怕生孩子後生活變得不自由，因為品質生活還有一個重點在於「自由度」，時間的自由、選擇的自由，一旦結婚生子，這些都得重新考量，無法任意隨心改變，而這些也都是現代人不急於邁入婚姻的考量。

女性自由意識抬頭，晚婚不婚成趨勢

現代人的感情和婚姻關係慢慢在改變，依據內政部統計數據顯示，台灣男性的初婚年齡為 32.6 歲、女性是 30.4 歲，與 10 年前相比，女性上升的幅度比男性來得高。2020 年 COVID-19 新冠肺炎影響，結婚夫妻的對數跌破 13 萬大關，下降到 12 萬 1702 對，創史上第二低；第一低是 2009 年恰逢民俗上不宜嫁娶的孤鸞年，顯示晚婚甚至不婚已成現代的趨勢。

現代女性意識抬頭，不若早期女性得靠婚姻獲得經濟資源，晚婚或不婚的主因在於結婚年齡的延遲，而非終身不婚，女性若超過一定的年齡，便會因大齡被婚姻市場排擠，被社會貼上「敗犬」、「剩女」等歧視字眼的標籤，讓適婚育齡女性更加焦慮，反之，卻賦予男性「黃金單身漢」的稱讚。除了難找到適合對象，婚姻對不少女性來說，若沒有 1+1 大於 2，更沒有必要為結婚而結婚，她們認為未婚生活很愉快，同居也可以取代婚姻，在美國、英國、澳洲等地就有同居簽證的保障，即使不結婚也具有法律效益。儘管現實中有這麼多讓女性難進入婚姻的理由，但能讓女性願意點頭說「我願意」的多為感情因素，遇到真心相愛可以走一輩子的對象，反倒不全是經濟、工作的考慮了。除此之外，推崇於個人自由和自我主義，現代人認同短時間的相處更勝於一段長久關係的維繫；不再是一人牽手一輩子，而是想結婚就結婚，想離婚就離婚的自由態度。

隨著社會風氣的改變，台灣目前較高的未婚率直接影響生育率，

台灣政府 2021 年 2 月宣布育兒補助再加碼。有學者認為台灣在生育政策上，仿效國外政策是否就能解決問題則有待觀察。以南韓為例，南韓在 2020 年同樣來到人口負成長，南韓政府力拚生育補助、擴大公托、協助育兒體系及穩定房價，不過民眾的反應似乎不如預期，雖可依法請育嬰假並領取補助，但照顧兒女的責任讓婚後女性不容易重回職場。依照台灣行政院主計總處「婦女婚育與就業調查報告」顯示，儘管女性自主意識抬頭，但社會氛圍仍視育兒為女性主要職責，甚至肩負起照顧長輩的責任，加以低薪、高房價、工時長、托育設備不足、職場環境不友善等問題，讓女性對生育一事裹足不前。

沒錯，不婚、不生也是一種選擇，除了經濟、社會因素，尚未找到適合的對象配對也是重點，在網路社群蓬勃的時代，交友管道多元，但投入婚姻和出生人口一樣呈現負成長。未來，不婚不生是否真會成為年輕世代的主要選擇猶待觀察，值得深思的是人口老化加劇，工作人口缺乏將會對社會經濟產生長遠影響，如何創造一個有利生養的環境，減緩人口負成長，是整個社會都將面對的巨大問題。

脫單有方法，保有選擇最重要

身為黃金單身青年，又該如何找到適合對象，拓展交友圈？眼見已經快到重要的生育年齡，可是身邊沒有適當對象該怎麼辦？相信這是多數人的困擾，明明條件不差，緣份遲遲不來。想要改變單身現狀找到未來的幸福，主動出擊是必要的。這跟你想要找份好工作，卻懶

得動手寫份履歷投遞至人力銀行，不接面試公司的電話，很難進入下一步，所以，若想從零開始認識人，讓我們從積極拓展交友圈吧！

那麼，該如何認識朋友或是未來的潛在對象呢？建議可以參加自己喜歡的社團、從興趣開始認識心儀對象。更進一步，不要害羞地參加聯誼、使用約會軟體，嘗試認識新朋友，由聊天先做初步的認識，以不涉及對方隱私的問題做開頭，像是電影、時事、旅遊等，都是很好的切入點，重點是自己的心態要健康，不要一開口就讓人尷尬癌發作。並主動告知他人你的交友需求，不要排斥長輩或友人介紹對象，這些可能都是轉變的契機。你可以擬定目標，經常性地去「對」的地方，先想想自己喜歡什麼，喜歡喝咖啡、看展覽、看電影、運動、爬山等，你常去的地方就是可能找到對象的地方。如果喜歡參加課程或講座，在這類場合認識的對象也會和自己的興趣相符，或是多多拓展朋友圈，朋友的朋友也沒關係，只要有機會開啟交流，緣份自然出現。如果比較內向，也可以嘗試交友 App，可先透過文字認識對象，也可培養和異性對話的方式，但因管道多元，大家都有可能同時和不同對象進行交流，不要一開始就認定自己是對方唯一發展的異性，要再往下一步，光靠「真心誠意」絕對不夠。若沒有共同話題和興趣，這段關係很容易就會淡化。較好的狀態是，把交友 App 視為一個認識不同生活圈的管道，增加和異性交談、相處的經驗，當做是戀愛先修班，如果抱著非成功不可的心態，壓力只會更大，能成為朋友已經不容易了，希望雙方一同走入下個里程更難，先一步步來吧！

生與不生的大難題
· · · · · · · · ·

身邊有許多例子，就算結婚了，生孩子也不是首選，若是交往或婚姻對象暫時沒有生子計劃，或者有其他重要的打算如買房存錢、創業、家人生病等，也會導致延後生育的情況。另一方面，現代人保養得宜，在不知道女性生育時鐘限制的情況下，覺得思考家庭計劃不用急，之後再考慮生小孩這事也沒問題，也因如此耽誤到黃金生育期了。生與不生的議題，是單身者或已婚者都會思考的人生大事，也常在網路引起兩派的爭論，綜觀知名網路論壇上的各項調查，來了解現代人不想生和想生小孩的五大原因吧！

不想生小孩的人
認為 ————

1 │ 經濟能力不夠

最常見的原因之一，有人覺得拚命存錢還是不知道能否給孩子滿意的生活，更有人吶喊自己都養不活了，無法想像孩子的人生會比自己更辛苦，不希望階級複製。

2 │ 犧牲生活品質

生活品質的驟降會是大部分不婚族的首要考量，養育孩子會導致個人的時間、金錢運用縮減，凡事會以小孩為優先，個人喜好次之，想做的事都須考慮再三或乾脆放棄。

3 | 不喜歡小孩、生孩子讓青春不再

有一派人不覺得小孩是可愛的生物，他們認為不需要靠擁有下一代來完整自己。現代人注重外在，有些女性擔心生孩子會痛、身材會變形，覺得懷胎十月是辛苦的事，身材可能無法恢復到未生產前的狀態，如果經濟許可，會想找代理孕母 3 協助。

4 | 找不到想生的理由

和老一輩「無後有三，不孝為大」的觀點不同，現代人對是否生育已經轉為「有後代的意義為何？」的哲學問題。也有一派人思考自己基因不夠優秀，PPT 常會出現類似這樣的言論：「老一輩常說要延續香火，但你根本沒那麼偉大！」這類反諷自嘲的回應，認為自己的基因不用特別留下造就地球繁榮，還可以環保節能呢。

5 | 怕自己沒能力給予愛

這一派人的想法覺得自己都照顧不好了，可能也無法對其他生命負責，若是生下來，沒有所謂的父愛和母愛該怎麼辦？也恐懼「沒辦法教導好小孩」，畢竟生育只是開始，教育遠遠比養育更困難。

註 3
2020 年《人工生殖法》修正草案的「代理孕母法」立院一讀通過讓以下三類人，也有機會擁有下一代。1、無子宮，2、因子宮、免疫疾病或其他事實難以孕育子女，3、因懷孕或分娩有嚴重危及生命之虞的婦女。

有人很喜歡寶寶，為了孕育下一代、享受天倫之樂，認為養孩子就是一種成長和經驗，帶來更多的幸福感，有的女性是為了未來不喪失生孩子的機會才去提前凍卵，那讓我們看看生寶寶的原因吧！

想生小孩的人
認為 ————

1 | 繁衍下一代，擁有自己的家族

認為繁衍下一代等同生命的延續，希望在未來開枝散葉，擁有自己血脈的家族。相信家人在未來是重要的，除了伴侶、也需要有自己的子嗣，完整人生旅程。

2 | 喜歡小孩，提高國家競爭力

非常喜歡小孩，覺得小孩是世界上最可愛的生物，美好的天使，這通常從他們逗弄小孩的眼神可以感覺得到，喜歡到處找親戚的孩子玩。認為孩子是上天贈送的禮物，不管如何一定要生。認同兒童是未來的主人翁，明日國家的生力軍，提高生育率也有助提高國家競爭力。

3 | 體驗不同人生經歷

生小孩將是人生另一個階段的開始，不同的階段會擔任不同的角色，現代夫妻大多以「隊友」互稱，採合作關係來維持一個家的運作，「為人父母」絕對有別於現在的生活，更是難得的寶貴經驗，透過孩子，增加自己的人生經歷。這重要階段可以自我成長、修煉、也學習更多未知的事物。

各種人生規劃，
可能延後生育計劃

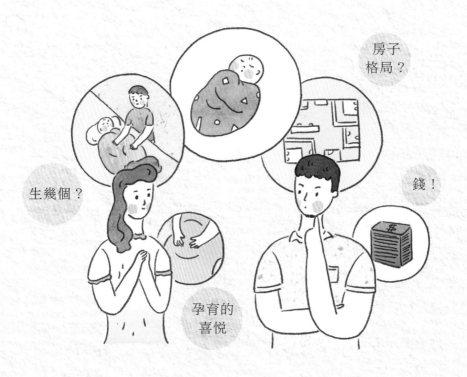

4 ｜夫妻之間的共同話題、透過小孩獲得新的社交圈

生養小孩是夫妻中的重要核心，要同心協力一同努力，有了珍貴的小生命，生活重心一定會改變。因為孩子，夫妻之間的話題更多、有共同的使命感與目標，也可以讓夫妻關係沉澱、成熟，更加穩固。又或者可能因為小孩的到來而參與各式活動，接觸不同的生活圈，打開另一個社交空間。

5 ｜愛

深信父母對自己的子女會有無償的愛、也因為對另一半的愛、家人的愛，想擁有雙方愛的結晶或是延續家族的生命歷程。

最終選擇是否要擁有自己的小孩，是看個人的狀態、境遇以及眾多主、客觀的原因。很多人不願意生育，是怕有了孩子後會剝奪現在的自由時光，但也有人說，其實育兒真正辛苦的時間，可能只有兩三年而已，而那也將會是最甜蜜的時光。然而，若因為不婚或晚婚等原因錯過生育的黃金時間，沒有先行計劃進行，將來想自然懷孕會更難，隨著年紀越大，女性受孕成功率將逐漸下降，是不可逆的事實，超過40 歲不僅可能有高齡不孕的議題，還得付出非常高昂的代價，且不一定能如人所願，很少有人會提前告訴你，受不孕之苦的心路歷程和低潮期，因此有些夫妻會在家庭計劃尚未定案之時，做好完善的準備及了解相關知識，進行凍卵或是凍胚胎的備案。

若真的無法在生小孩、結婚、進入一段關係、放棄職涯等重大抉擇中做出判斷，可尋求閨蜜、長者與專家的意見，請他們給予建議，為你剖析利害關係，協助釐清大部分的可能性以及風險，直到找到答案為

止。從討論的過程中讓自己更有力量，幫助自己全面客觀地看待問題。

　　不婚不生也是一種選擇，選擇不婚不生，大多是經過思考過的決定，不生推翻了「母愛是內建」的觀念。結婚生子不一定適合每個女人，並非每個女人未來都想當媽媽，不妨想想自己的人生要什麼，生育對每個人來說，應該是「主動」而非「被動」的接受結果，重點應在於不管生不生小孩，讓自己永遠都保有選擇的權利。

　　若是想生寶寶，先回到「自己」的目標，幸福不是來自擁有很多，而是知道自己要什麼。人生目標是一種狀態，不是一個點，你的理想和目標，是滾動的現在進行式，它沒有正確答案，唯一有限的就只有時間，滴答滴答倒數中，以時間作為停損點的條件來思考，是明確而實際的。

　　能不能生出健康寶寶，晚婚晚育、工作壓力都是影響因素，然而生育年齡一旦延後，就會衍生出身體功能衰弱的問題，正因女性有生育年齡的限制，是否要生育會影響女性一輩子的決定，建議 30 歲前後，好好思考自己是否有成立家庭的計劃。不管有沒有對象，要不要結婚，為自己保留機會與選擇的籌碼，只要努力去做，多少都會有成果，選擇卵子冷凍只是其中一種方式。凍卵作為彈性選擇方向的益處是做好準備，無後顧之憂，可全力拚搏事業，心境更平穩安定，藉此機會仔細評估未來藍圖。做某些決定也許會耗費金錢，花錢和花時間都是數字，然而金錢可以再賺，時間不會倒流。如果已做了要生育的決定，可以先盤點自己的資源：

　　1‧是否有後援可分擔（人力支援）。

2．經濟壓力的承受程度（財務）。

3．自己擁有的時間，是生育最大的敵人。

4．心態上的思考，在未來是否會後悔。

孕育下一代是難以取代的人生經歷，能夠擁有自己的家族也是很幸福的。不用為了孩子做完全的犧牲，我們能做的是去感受成長與陪伴，純粹地給予愛，一起走過人生中的旅程。

擇你所愛，創造自己的幸福

幸福在哪裡？幸福不見得只是和結婚生子畫等號，這裡說的幸福是在女生的黃金時刻，找到那位攜手的對象、一段完整的關係、共同成長的婚姻、甚至是擁有自己的孩子，能遇到對的人是多麼幸運的事，可是當你遇見時，是否準備好了？現在，當你知道女性生育時鐘的限制，遇到對的人之後，你又準備好了嗎？

最後，不管是決定要維持單身、還是邁入家庭，生寶寶也好，不生也好，每個人都是完整的個體，都值得讓自己快樂幸福，人生是屬於自己的，你有權利決定想要怎樣的生活。現代科技已經可以延長你的選擇權，保有選擇很重要，不同的決定可以讓你找到自己的價值、理想和夢想，無論是生活、人生、職涯、關係，一定會更豐富、更有意義。

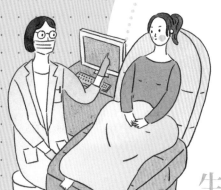

Chapter

− 3 −

身體小問題

人生大問題

生殖趨勢報你知

3-1 裝錯靈魂的身體 期待成為想要的樣子

逸軒小姐（先生）｜自由業

凍卵年紀：**25** 歲

最後凍卵數：**27** 顆

PS. 穩定交往中

其實很多人問我，

做這些手術和治療是不是很痛，

怕不怕？說真的，

這些都不及於認清自己到底是誰來得重要。

人不能選擇出生，可是能夠決定要怎麼活

「先生、先生，你的東西忘了拿！」逸軒回頭看著對方，似乎有點不太習慣這麼直接被稱呼，他向對方道謝後，收下物品。今天的陽光似乎比昨日來得更明亮，或許是在他被叫了先生之後，看世界的感受也不同了。

從小到大，逸軒一直是家中備受疼愛的老三，上頭各有長他五歲和七歲的哥哥，身為么妹的逸軒，自然是家裡的小公主，生日時父母都會買新衣，幫他打扮得像個洋娃娃，再買蛋糕幫逸軒慶祝，然而，他一直不喜歡媽媽買的公主袖、蕾絲澎裙，反而希望可以像哥哥們那樣去打球，玩得全身髒兮兮回家。

上國中時月經來了，他心裡閃過一個念頭，如果可以變成男生有多好？每天看著自己的百褶裙，白襯衫裡的內衣無比厭惡，女孩子間的風花雪月，更無意參與，倒是和男同學打球，跑百米玩得很開心。慢慢的，逸軒開始有了自覺，他不喜歡自己身體上所有突顯女性的部分，甚至覺得自己的靈魂被裝錯在這個身體中，可是逸軒無法對人說，就這樣持續壓抑著，忍著當作不存在，也許有一天會慢慢變好吧？上了高中雖然唸的是女校，但逸軒幾乎都是以褲裝打扮，當週遭的同學們討論隔壁校哪個男生很帥、著迷偶像時，他卻悄悄地注意起辯論社的學姐。在逸軒心中，學姐才是偶像。只要有學姐出現的地方就算下雨也是晴天，他好喜歡學姐呀！同學們私底下都在懷疑他是 T，逸軒以前沒認真想過，直到學姐的出現，他認為自己應該是喜歡同性（女同志）沒錯。

為此，逸軒找了相關書籍、上網，加入一些同志社團，想了解女同的世界是怎麼回事，研究參與越多反而越困惑。逸軒的高中生活就在自我認同的混沌不明中度過，初次的暗戀，也在學姐交男友後正式破滅。成績不錯的逸軒考上台大，此時的他在外型上已經完全是中性的裝扮。大學生活更開放多元，逸軒積極參與各式社團，如性別研究社、女性主義研究社等，繼續探索男女性別間的差異，因此逐漸開拓了眼界。某天，社團中討論性別議題時，提到丹麥風景畫家莉莉‧艾爾伯（Lili Elbe）是世界上最早有紀錄的性別重置手術者之一。逸軒強烈地受到震撼，感覺自己就是另一個莉莉‧艾爾伯，靈魂被裝錯在身體的人。

找到自己，家庭革命的衝擊

長久以來的困惑好像得到解答，認識了「跨性別者」（transgender）這個名詞，了解跨性別者無法忍受以原生性別活在世界，但女同志可以，而且她們並不會想動手術變性。他和幾個社團的好友聊了許久，但好友們認為逸軒應該先和家人聊聊，尋求幫助。逸軒感到挫折，除了感覺不被認同外，光是和父母溝通就是一個很大的障礙，父母並不喜歡他的中性打扮。「好好一個女孩子把自己搞得不男不女的？」逸軒忍著充耳不聞，默默承受父母的不理解。在家裡，逸軒扮演乖女兒的角色；在校園中，他熱中參與跨性別團體活動。進了研究所之後，逸軒的一位跨性別朋友成功地做完變性手術，他們還辦了一場 Party，大家裝扮成自己喜歡的模樣，開心地喝酒、跳舞、唱歌，變性的念頭開始在逸軒心裡紮根。逸軒那晚玩得太開心，帶著

醉意回到家，忘了卸掉臉上的假鬍子和男生裝扮，隔天清醒時才發現，母親整理他換下的男裝，二話不說直接丟掉，雙方因而爆發衝突，終於逸軒忍不住吼出：「我就是想當男生！我討厭現在的樣子，從今天開始我要做自己！」父母震驚無比，哥哥們也對逸軒不諒解，懷疑他是不是交到壞朋友，或是課業太重導致精神上出問題？

　　為了避免和家人衝突加劇，逸軒遵照父母的心意，安分地做個乖女兒。頭髮留長一些，衣服顏色挑柔和一些。逸軒嘗試成為自己可能會喜歡的女性樣貌，但他從來沒有覺得自己是女生，不斷有人在告訴逸軒，你「應該」要成為什麼模樣，你「應該」那麼做，卻沒人問他想怎麼做。逸軒從研究所畢業後，第一件事就是找外縣市的研發工作，以此理由搬出家裡。一到新租的房子，立刻丟掉那些女性化衣物，跑去把頭髮剪短，覺得神清氣爽。這幾年他為這一天的到來籌劃許久，兼家教、打工存錢、鍛鍊心智，目的就是為了未來能獨立生活，不仰賴任何人，而逸軒的下一步就是諮詢變性的相關事宜。

改變性別前，保留可能的未來

　　逸軒早就對變性手術做好全盤了解，他在婦產科諮詢時，表達自身屬於嚴重的性別不安，對於自己的生殖器官已經達到厭惡等級，勢必要做摘除手術，他知道有些男變女的跨性別者，選擇保留精子，為了可能的未來，他也想保留自己的卵子，透過不同的文獻閱讀，他十分認同保存生殖細胞是重要的一環。醫師告訴他，有不少患者在進行手術前會提到凍卵事宜。若一開始就注射男性荷爾蒙為手術做準備，

會導致卵子品質異常，所以照順序的確是建議先凍卵，再考慮變性手術。就像射出去的箭，逸軒一路往前沒有遲疑，凍卵這件事他也淡淡地和母親在電話說明，想當然引起極大的反彈，母親不明白年紀輕輕凍什麼卵？「對你們來說這好像是一個突然的轉變，可是對我而言，卻是長久以來就想完成的事情。」電話那頭母親感到驚慌，她大聲怒斥逸軒若敢再想什麼變男生的事，她不會認他這個女兒，兩人在電話中不歡而散。

　　一連串阻礙中，幸運的是替逸軒凍卵的醫師，剛好是逸軒母親同學的女兒，她和逸軒家人詳談凍卵的原因，並解釋凍卵為日後保留生機的種種好處，可以藉由試管為自己留下後代，將卵子冷凍起來日後能備而不用，不少適齡的未婚女性也將凍卵列入人生計劃等。這些逸軒的父母了解後已能接受，但當醫師接下來將話題轉到變性時，二老臉色難看，沉默不語。「凍卵我們可以退一步，這可以保留生育力，日後找到適當對象共組家庭也很好，但變性絕不可能！」逸軒的母親斬釘截鐵地回應。「我知道這的確很難接受，我們不妨試著了解，一般人可以很自然的認同自己的性別，但是性別認同障礙者往往會帶給當事人嚴重的痛苦體驗。」二老依舊板著臉，凍卵已是他們能容忍的最大極限，現在還要他們接受變性，簡直侵門踏戶。醫師接著繼續解釋逸軒的問題在於性別認同障礙，需要先取得兩家不同醫院的精神科醫師證明，才能進行手術，而這個評估得要二年，所以雙方都可以再想想。「對順性別（Cisgender，指出生性別、生理性別與心理性別一致相同者）的人而言，像吃飯喝水一樣自然的事情，但對性別認同障礙者來說，卻是無比困難，選擇變性只是在遵循自己生理與心理的身分認定。」醫師在離開前留下這段話。

改變性別，
用全新的身分探索世界

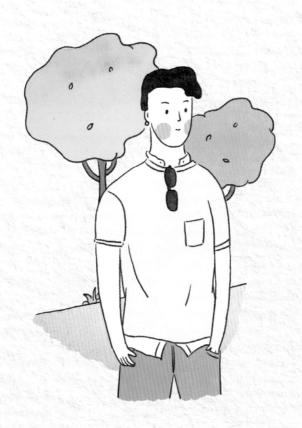

三年後，逸軒摘除了子宮、輸卵管、卵巢與陰道，這屬於小手術，風險不大，反而是乳房、乳腺的完全切除以及男性乳頭整形重建，需要比較多時間復原，花了大概一年半才完成，在台灣會做這類手術的醫師較少，逸軒透過國外網站的介紹，才稍微了解一點。而手術後，要穿著陽光基金會製作的彈性衣約三個月到半年左右，讓身體結締組織與皮膚貼合，若沒有貼好就會有多餘的皮膚，得再二次手術做修整。這段期間，逸軒和大學時期在性別社團裡認識的女生日久生情，進而發展成情侶。因為已經凍卵，所以逸軒可以繼續進行 HRT（荷爾蒙補充治療 Hormone Replacement Therapy，是種提供給跨性別者或非性別二元者的療法），目前正在準備進行性別變更的申請，他希望未來能借女友的肚子生子，也期望台灣代理孕母法盡快通過。至於和父母兄長的關係，逸軒父母仍不能接受，但已可以和逸軒對話，而對外的講法是，女兒在美國深造，短時間內不會回來。

　　逸軒現在很有自信，他終於開始喜歡自己的身體，覺得這才是他該有的樣子。男性乳房重建後，每週都去健身房四、五次，目前已經練出六塊肌，他也在社群上分享穿短褲泳裝的照片，獲得許多朋友的驚嘆。「很多人問我，做這些手術和治療是不是很痛，怕不怕？說真的，這些都不及於認清自己到底是誰來得重要。接下來我要用全新的身分去探索這個世界。」逸軒接著說：「不論是跨性別者還是同志，或是異性戀，人不能選擇出生，可是能夠決定之後要怎麼活。」逸軒期許換證（改變身分證上的性別）後的全新自己，他沒有哪裡和別人不一樣，就只是想順著原始的心意，自在地成為他想要成為的人。

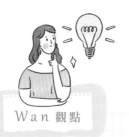

Wan 觀點

對 跨性別者來說，變性的過程是一個自我實踐的性別革命。其實，無論是不是跨性別者、同志都應該擁有生育血緣的權利，故事中變性後的卵子運用，是使用生殖醫學的凍卵技術，將來有機會圓滿他們成為父母的願望。

現 在多元成家的風氣漸盛，許多生殖中心對同志友善，願意幫助 LGBT [1] 家庭擁有自己的孩子，為同志伴侶提供相關的評估檢查，儘管台灣目前還無法合法執行代理孕母，但有需要的同志朋友可以預存需要的生殖細胞，未來在台灣人工生殖法修法後使用。不少跨性別者，在迎接全新的人生前，大多渴望留下自己後代，有些人已經在路上，有些正在努力，他們和所有人一樣，努力計劃未來，勇敢面對生活。

一 直用別人的尺來衡量自己的標準，往往會很痛苦。如何成為自己想成為的人？答案也許是在人生長路中，找到屬於自己的尺，讓夢想實踐能更清晰。

註 1
LGBT：女同性戀者（Lesbian）、男同性戀者（Gay）、雙性戀者（Bisexual）與跨性別者（Transgexual）的英文首字母縮略字。

台灣有代理孕母嗎？

　　代理孕母是指夫妻伴侶透過第三人的子宮來完成生育需求。儘管透過代理孕母可以協助有先天缺陷或不孕的夫妻獲得孩子，甚至多元成家、單身女子、同志夫妻也希望藉此獲得孩子，但因為代孕牽扯到社會倫理、法律道德、兒童福祉等領域，過去到現在都是個爭議不斷的主題。目前台灣尚未通過代理孕母法案，根據一讀通過的《人工生殖法》修正草案，要實施代孕生殖多考慮醫療需求，必須符合以下其一條件，包括：

1. **妻子先天無子宮。**
2. **妻子因子宮、免疫疾病或其他事實，難以孕育子女。**
3. **妻子因懷孕或分娩有嚴重危及生命的狀況。**

　　現在《人工生殖法》僅適用於不孕的異性夫妻，但還是有人希望單身者能直接使用人工生殖技術，倡議每人都應享有平等生育權，有相關團體在台灣的公共政策網路參與平台提案要求評估「開放單身女子合法使用人工授孕及試管嬰兒來懷有自己的孩子」，希望政府有正面回應，此提案除了有五千人連署外，也闡述了女同志對孩子的渴望。

　　而衛福部在 2018 年回應：「經協作會議傾聽各方意見，並蒐集國際允許單身女性或同性伴侶施行人工生殖情形、國際公約規範與文獻、關於『放寬人工生殖適用對象』是否符合兒童最佳利益、社會文化與風俗民情，尚需更多實證才能作為決策參考。」但是在協作會議中，與會者多認同目前台灣社會多元化的家庭組成，仍需蒐集了解允許單身女性施行人工生殖之國家，可能面臨之衝擊及相關配套措施。

　　無論是調整《人工生殖法》來符合代理孕母之需求還是以上的公開提案，都顯示台灣在這塊議題上，正緩慢推進，但未來若是開放相關法令，相關的配套勢必得更完善，才能夠造福更多希望有自己孩子的族群。

3-2 抗癌之路
凍卵能讓你更勇敢

君君｜藝術拍賣者

凍卵年紀：*33* 歲

最後凍卵數：二次取卵共 *11* 顆

PS. 未婚，準備化療中

與其說凍卵很勇敢，

不如說這是一種規劃，像一種治療，

做完療程後把卵子存下來，不用再追著時間跑。

現在的我很樂觀，補足當時 18 歲未保存卵子的遺憾，

相信幸福總有一天會到來。

　　窗外藍天白雲，生殖中心的護理師進來病房察看君君術後的狀況，看見君君若有所思地望著窗外，輕聲詢問：「有沒有哪裡不舒服？」君君回頭一笑：「比想像中好很多，緊繃完後整個人放鬆了。」這次的凍卵手術比起 18 歲時的骨肉瘤，以及二個月前發現的乳癌，算是小 Case 吧！從病房望出去的風景和 18 歲時，進行骨肉瘤化療的病房竟如此相似。

花樣年華遇骨癌，化療影響生育力

　　18 歲正值花樣年華的君君，是準備在美國唸大學的新鮮人，卻因為發現罹患骨肉瘤只得趕緊回台治療。骨肉瘤是最常見的骨癌，早期癒後的截肢率幾乎高達百分之百，幸運的是，君君接受的是新輔助性化學治療（指手術之前給予的化學治療，目的在減少腫瘤的大小，達到保留肢體的目標），成功率已大為提昇，但也因為化療導致停經六個月，經期來得斷續，而報到後伴隨經痛與不舒服，一直到化療後近四、五年，不定期的嚴重經痛才趨於穩定。

　　那時年輕，雖然因化療失去頭髮，傷心了一陣子，但君君很快就振作起來，轉念一想在康復與化療期間，不用考試上課，還可以每天看 show、看電影，其實也挺不賴，後來君君完全康復了。在美國念完大學後，君君回到台灣工作，轉眼間來到 33 歲。在這之前，君君剛結束一段兩年餘的感情，與男友原本有意結婚，但男方家庭得知她過去的病史後，又追問出原來這是家族基因的問題，擔心會遺傳到下一代，希望兩人分手，這段戀情便在遺憾中結束。

當時，姊妹淘Candy從美國回台，邀了幾個許久不見的朋友相聚，在分享近況前，大家都先安慰失戀的君君，Candy便以自己剛凍完卵的心情，激勵大家要做好準備。姊妹們對凍卵的話題很感興趣，紛紛問及她的動機，Candy兩手一攤地說：「畢竟我單身這麼久，不知道什麼時候才會有對象啊哈哈哈。」說完自己都大笑起來。

　　裡面唯一結婚生子的Sue顯得很有興致，因為之前流產，想生二寶卻始終沒有消息。「其實我一直有凍卵的念頭，也打算去做，等調養好身體，若想生二寶就可以用試管的方式進行。」君君有點意外：「我一直以為已經有小孩了，再生二個應該沒問題。」Candy極為贊同，她回道：「這個想法很好，我有個同事也是生了寶寶，可是因為忙著工作不打算那麼快生二寶，於是也跑去冷凍胚胎，這種情況還滿多的。」「很多生了第一胎或二胎後想再拚一個，可是卻生不出來，或是現階段沒那麼快進行，如果能先把卵或胚胎凍起來，等到要生時就可以派上用場。」Sue提出週遭友人的經驗之談。

　　君君聽著她們的談話也陷入思考。當初前男友的母親曾質疑過她的家族有癌症史的問題，擔心下一代複製到相同的基因，君君見前男友似乎也沒有一起朝未來努力的意思，就不要彼此耽誤。也因為這樣，君君查詢了網路上的資訊，得知化療的確會對生育產生一定程度的影響，因而在幾週前去生殖中心檢測AMH指數，發現自己數值約在 0.8 左右，比平均同齡女性低上許多（正常年輕女性的AMH數值在 2-5 之間），詢問醫師後，才知道化療雖然能殺掉癌細胞，也會攻擊小卵泡，因此化療後的女性AMH數值通常會偏低。早知道影響這麼大，或許在 18 歲進行骨肉癌化療之前，就該先把卵凍起來，君君也疑惑為

什麼醫師當初沒有傳達這個訊息，導致這件事成了她心中的陰影。

Candy 見她不作聲，以為君君想起什麼傷心回憶，伸手碰了碰她：「怎麼了？」君君搖搖頭：「沒什麼，在妳分享之前，我也想過凍卵，只是一直都沒有行動，現在聽妳們這麼說，我覺得自己要更積極一點。」Candy 附議：「這個我絕對舉雙手贊成！」。

2 度抗癌，卻也彌補多年的遺憾

君君以為分手已經是最大的打擊，卻沒想到上天彷彿要給她考驗似的，讓她在洗澡時發現胸部有不明硬塊，多年前因為骨肉瘤讓她很留心身體的變化，她立即驚覺不妙，隔日便請假去看醫師。做完腫瘤切片，證實是乳癌後，乳房外科的醫師建議做手術與放射線治療，君君強忍淚水，再度諮詢生殖醫學專科的醫師，主要因為自己的 AMH 已經遠低於同齡女性，她明確地對醫師提出，化療前一定要先凍卵，之後再進行手術將腫瘤移除。

君君不希望重蹈 18 歲時的遺憾，這次要在化療前完成凍卵，以保留日後生育的機會，希望藉生育保存，遠離困擾她多年的夢境。雖然已經努力讓自己保持正向，安慰自己反正這也不是第一次罹癌，但還是忍不住掉下眼淚。護理師鼓勵君君，早期治癒效果佳，相信努力一定會有成果。在診所進行凍卵療程時，君君每天都要幫自己打排卵針，隔一兩天再回診所抽血和照超音波，每個過程，她也在群組中和好友分享自己身體狀況，君君明顯感受到情緒日日陷入谷底。Candy 告訴

化療前選擇先凍卵，
提前為未來規劃

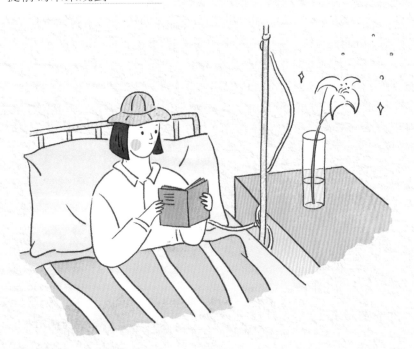

她，有的人打排卵針確實情緒起伏會比較大，如果需要陪伴，一通電話她就會到。

君君聽完馬上就哭了，這話在以前聽到只會感動，還不致於像現在抽抽噎噎，她難過的說為什麼會是她？世界太不公平了，我的身體怎麼會這樣呢？Candy 只是安靜地聽著，讓君君盡情發洩。或許是排卵針造成荷爾蒙的變化，君君的心情處於不穩定的狀態，總想著若是取出的卵子數量不夠或品質不好該怎麼辦？接下來的化療如果成效不佳怎麼辦？一連串的擔憂讓她終日沉鬱。好在姊妹們的陪伴或鼓勵，將來一定會否極泰來。

第一次凍完卵後，君君僅取得 6 顆卵，緊接著動手術將乳房腫瘤移除，移除後又接著安排第二次凍卵，因 AMH 偏低，單次取卵量較少，必須分兩次取卵，以確保卵子的數量足夠。在專業的醫療團隊協助下，取卵過程沒有太大的不適，雖然身邊家人和朋友都擔心君君接連手術，身體會吃不消，但她恢復得很快，術後也沒有疼痛感，冷凍的卵子數量，前後兩次加起來共 11 顆，雖然不若一般女性多，但先前的不安與低落好像都消失了，有一種目標達成的喜悅。

後來，君君將凍卵的心情和心得分享在臉書上，留言都是：「凍卵！妳好勇敢！」「我也想但又害怕，妳太強了。」或是有臉友私訊她，表示自己不孕多年，也還在努力做試管，這件事很難像她一樣公開讓大家知道。也有人告訴她自己缺少一個助力等等。甚至有癌友社團的網友鼓勵她能提早準備已經很好了，該癌友是邊緣性單側卵巢癌，接近 40 歲時才打算凍卵，經手術切除一側卵巢，AMH 更低只有

0.2，經歷四次取卵，才收集到 9 顆卵。

「我從 18 歲就因為骨肉瘤不斷進出醫院，發現不少人對醫院和身體的病痛，帶著刻板印象和歧視，這都是因為不了解、沒有接觸而產生的，有臉友說我凍卵好勇敢，與其說凍卵很勇敢，不如說這是一種規劃，像一種治療，做完療程後把卵子存下來，不用再追著時間跑。現在的我很樂觀，補足當時 18 歲未保存卵子的遺憾，相信幸福總有一天會到來。」君君在臉書如此回覆。

家人和朋友也都感受到君君凍完卵後的心情變化，Candy 和幾個朋友笑她那陣子的眼淚像沒栓緊的水龍頭，用字遣詞都要再三斟酌，以免刺激她一下暴哭一下暴怒。君君連忙向大家道歉，表示應該是受荷爾蒙影響的關係，最近已經沒事了。「真的沒事了？」Candy 故作害怕地問。

「當然，我卵都凍了，想那麼多做什麼，身體健康第一啦。現在就抱著平常心，畢竟還是希望可以生小孩。」

Candy 信心喊話：「一定沒問題啦，我們都可以！」二人相視而笑。

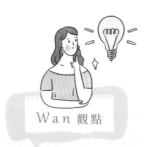

Wan 觀點

過去，生育經常是被癌症患者們們忽略的議題，生育的問題應在接受化療前就要做好規劃，把握住未來的生育權。

傳統化學治療或放射線療法等治療方式，以及服用抗癌藥物，都會影響生育力並抑制卵泡生長，某些藥物的副作用，還可能會導致停經。癌症早期發現都能有良好的治癒，人生還很漫長，若能及早規劃，才不會在日後留下無法生子的遺憾而難以釋懷，目前凍卵療程不需要依照月經週期才能施打排卵針，有需求的人，隨時都可以進入療程。

故事中君君 18 歲時，沒有被醫師提醒需保存生殖細胞的原因，有可能是因為那時卵子和胚胎的冷凍技術尚未普及（凍卵開始普及是在 2010 年之後），同時生殖醫學的專業，並不是所有專科醫師都有概念，這幾年呼籲生育保存的聲音也慢慢傳遞開來。

生育保存是什麼？

透過現代的生殖科技，生育保存能夠讓癌症的男女還有一線「生」機。癌症治療必須使用化學治療、放射線治療等傷及生殖細胞的治療模式。若能在治療前適時的將罹癌者的生殖細胞予以冷凍保存，在癌症治癒之後再讓病患懷孕，則可兩全其美。

女性生育保存有以下三種：

1. **冷凍卵子**：進行取卵手術將卵子取出後予以保存。
2. **冷凍胚胎**：太太成熟的卵子與先生的精子配對形成胚胎後，再進行冷凍。適用於已婚的婦女。
3. **冷凍卵巢**：取出部分卵巢組織進行冷凍，未來將卵巢組織解凍後以手術植入，待卵巢功能恢復後，即可嘗試懷孕。主要用於需要緊急治療的癌症病患。

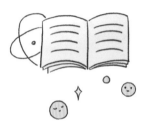

　　若發現罹癌當下的身體狀況緊急，需以疾病治療優先，大部分醫師不會建議病患再花幾週的時間進行冷凍卵子。另外，若是病人發現卵子庫存量已非常低，取卵多次能收集的卵子數十分有限，可以根據醫師評估來做取捨。

癌症的治療、預後（指根據經驗預測的疾病發展情況）、生育保存需要與專科醫師共同討論最適合的方法。

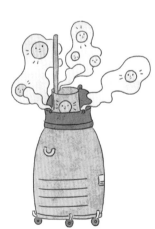

3-3 巧囊女孩重新啓動的人生

芷晴｜律師

凍卵年紀：**23** 歲

最後凍卵數：**8** 顆

PS. 目前懷孕中

我覺得大家都應該多注意自己的身體，

了解健康的議題，

女生更該注重婦科的問題，

像肌瘤、囊腫、子宮內膜異位症都很常發生，

千萬不要忽略它。

　　傍晚，芷晴一如往常搭捷運回家，才剛走到馬路就覺得一陣暈眩，當芷晴醒過來時，人已經在醫院，發現母親就坐在旁邊擔心地看著她，完全不知道自己到底發生什麼事。「妳撞到頭，昏倒在路邊，所以被送進醫院。」芷晴母親見芷晴清醒，這才眉頭稍稍舒展地對她解釋著。「我只感到下腹部超痛，難道是……。」芷晴似乎意識到什麼，神情一黯。母親溫柔地摸著她的手說：「先別想那麼多，等一下婦產科醫師就會來幫妳做檢查。」芷晴一邊聽一邊點頭，母親又繼續安撫：「等報告出來我們再討論，妳不是已經好一陣子沒睡好了！」

找麻煩的巧克力囊腫

　　芷晴大約在 17 歲的時候，就知道自己有很嚴重的巧克力囊腫和腺肌症，曾動過手術沒想到多年後又復發了。巧克力囊腫和腺肌症都是子宮內膜異位症的一種，這些亂跑的內膜，進入卵巢就是巧克力囊腫，模樣近似巧克力般的液體，所以被稱為巧克力囊腫，而內膜跑到子宮深部時，就是子宮腺肌症，常見的症狀是嚴重經痛與月經出血。

　　即使月經來時伴隨劇烈的經痛，甚至有發燒的感覺，身邊的朋友和家人都認為，少女嘛！初經紊亂多屬正常，無須過於擔心。直到一次嚴重的經痛，讓她在上學途中昏倒被送到醫院，才檢查出她有嚴重的巧囊，且已長到 9 公分大。芷晴對於囊腫的大小並沒有概念，經醫師解說才知道，3 公分以下的囊腫，不需開刀只要繼續追蹤，若超過 5 公分以上，就會建議開刀。所以芷晴已經不適用於保守治療，因為可能會有囊腫破裂或病變的可能，醫師同時告知芷晴，若切除部分的

卵巢，會對生育力造成影響。

「25 歲的時候如果還沒有懷孕，以後要自然懷孕就很困難，到時候就得考慮進行人工生殖技術喔。」醫師再三叮嚀。也因為醫師有特別提醒，所以芷晴做完手術就已做好心理準備，打算未來結婚後，要好好思考懷孕和進行生殖醫學技術的可能。順利完成手術後，芷晴和巧克囊腫又相安無事共存好幾年，月經週期也都維持正常，以為沒事了，然而就在大學畢旅後不久，23 歲的芷晴開始頻繁腹瀉並有經痛症狀，接著就發生因劇痛而昏倒的事情。

芷晴的父親趕到醫院時，醫師正準備進行診斷報告，原以為應該沒什麼大問題，沒想到芷晴不但舊疾復發，兩邊卵巢還各長了約 2 ～ 2.5 公分的囊腫。「春風吹又生，這就是內膜異位症的常見現象，很難根治，這次因為兩側卵巢都有，還有一個是長在正中央。」醫師對著他們說明。芷晴雙眼泛紅地望向父母，完全不知所措。「因為之前已經動過手術，加上子宮內膜異位症是沾黏性的疾病，術後卵子的數量會偏少，這次就先用荷爾蒙類的藥物進行保守治療，若將來有懷孕打算，可以考慮預先冷凍卵子，替自己保留日後生育的機會。」

「冷凍卵子……日後生育……」芷晴喃喃自語，同學們現階段應該是忙著繼續唸書或工作，可是她卻得比同儕要提早十年去規劃生育大事，不知道為什麼自己的人生那麼多波折，不久前才歷經男友劈腿分手的痛苦，疾病又再次給予重重一擊。接下來命運還要怎麼對付她？芷晴一時間悲從中來崩潰大哭，母親連忙抱住她，連聲安慰。

　　芷晴的父親離開病房，內心滿是不捨，一個人走到醫院的庭院前思考良久，身為生物學教授的他，不禁想起英國生物學家達爾文（Charles Darwin）說的一句話：「存下來的物種，是那些對變化作出快速反應的。」望著眼前灰藍色的天空，他在心中已有答案。此時，芷晴的母親緩步過來，多年的夫妻相處，讓芷晴的母親已猜出丈夫此刻的心思。「我不希望醫師再用卵巢手術做積極治療，畢竟還芷晴沒結婚，特別是如果已經有做過手術，卵子數量會更少。」芷晴的母親點點頭：「我知道你一定會這樣想，我也贊成。」芷晴父親沉吟了一下：「我們不如讓芷晴凍卵吧？」經過討論，幾週後，芷晴的父母果斷地讓她去生殖醫學中心進行凍卵，同時順便做囊腫抽吸，主要是抑制巧克力囊腫的復發。

懷孕的天時、地利、人和

　　時光飛逝，28 歲那年，芷晴幸運地遇到自己的另一半，很快地步入結婚禮堂。由於先生也知道芷晴的身體狀況，兩人婚後便積極地進行備孕，芷晴還和服務的律師事務所請長假。因為自然懷孕的機率不高，芷晴便直接進行人工授精（IUI），就是把挑選過的精子打入子宮，希望可以一試就中，可惜沒有成功，所以醫師建議芷晴可以使用之前已凍的卵子，直接走試管嬰兒療程。

　　順利懷孕要講求天時、地利、人和，除了於正確時間植入的「天時」、「人和」是擁有正常染色體無異常的胚胎以外，重要的是「地利」，也就是子宮狀態要好。「天時」仰賴醫師的技術，「人和」的

正常卵子和胚胎，芷晴在凍卵時已經擁有，所以現在只需要把子宮狀態處理好，才能有利於胚胎寶寶著床。

植入日很快就到來，因為是 23 歲年輕的卵子，進行試管的過程很順利，一次就成功。芷晴也很慶幸當初父母支持凍卵的決定，才能保留生育的機會。現在的芷晴已經和當初貧血、蒼白的模樣完全不同，經過治療、懷孕，內膜異位症已得到控制，加上作息和飲食正常，芷晴不但臉色紅潤，整個人看起來神清氣爽。

懷孕 12 週的芷晴受邀到醫院舉辦的分享會上，和參加的人談了這段辛苦的治療過程。「大家都應該多注意自己的身體，了解健康的議題，女生更該注重婦科的問題，像肌瘤、囊腫、子宮內膜異位症都很常發生，千萬不要忽略健康檢查，我之前也沒想過自己會有巧克力囊腫延伸的婦科問題，能早點知道自己身體的狀況是非常有價值的。」芷晴語重心長地對分享會的聽眾說道。

芷晴最後一次產檢離開時，臉上始終掛著愉悅的笑容，連醫師也能感受到她的開心，鼓勵她要一直保持這樣的好心情。她撫摸隆起的腹肚，感受新生命帶來的無限希望，過去聽到平安就是福，只覺得老生常談，現在已有全新體悟，能擁有健康的身體更是勝過一切，而這也提醒芷晴要好好珍惜眼前的幸福。

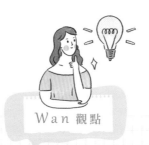

Wan 觀點

子 宮內膜異位是不孕患者中最常見的疾病，約佔
不孕門診的 30 ～ 40％，比例很高，常見的症
狀有經痛、性交疼痛、腹瀉與排便疼痛，若不治療，
嚴重的病人會造成不孕症。目前使用的治療方式：荷
爾蒙藥劑會使患者月經暫時不來，使異位內膜組織萎
縮消失。同時，任意的巧克力囊腫手術也會讓卵巢機
能喪失，所以在手術之前需要再三評估！故事主角因
為雙親贊同凍卵，得以保留生機。不管做任何手術，
要多方溝通，而芷晴在 23 歲時就考慮凍卵的原因是：
1‧未來有計劃生子。
2‧剛分手，還不知道未來如何 。
3‧復發的巧克力囊腫讓已經受損的卵巢大幅降低懷
　　孕機率，凍卵可能是個不錯的選擇。

子 宮內膜異位症和子宮腺肌症的治療方式很多，
有時需合併多種治療，才能創造雙贏局面。若
妳有嚴重痛經或是經期腹瀉、排便或性行為疼痛，
務必要有就醫的意識，若真的是內膜異位症，需和
醫師討論適合的治療方式喔！

1 關於巧克力囊腫

巧克力囊腫屬於子宮內膜異位症的一種。當月經來時,剝落的子宮內膜碎片逆流到卵巢內,形成類似巧克力的黏稠狀物質。巧克力囊腫是常見的女性疾病,成因不明,常引發經痛及經期不規則、長期骨盆疼痛等症狀,治療後復發機率高達 10 － 30%,也可能會導致部分女性不孕。

2 我有巧克力囊腫,到底該不該手術呢?

當婦科檢查發現較大的卵巢子宮內膜異位囊腫(巧克力囊腫),傳統上,不少婦產科醫師會先向病人推薦卵巢囊腫剝除術,也就是切除,但是生殖醫學專科(不孕症)的醫師會建議,因為卵巢是生育的本源,應謹慎評估治療方式。

　　巧克力囊腫開刀切除屬破壞性治療，卵巢的正常組織會受傷，等於降低卵巢的卵子儲備量，同時增加未來懷孕的難度。巧囊的剝除手術就像是去除芒果皮一樣，果皮為囊腫，果肉為卵巢，每次去皮時部分芒果肉會黏在芒果皮上一起被移除，同理可證，每次手術後，卵巢的正常組織就會越來越少了。

　　若巧囊患者有懷孕打算而且卵子庫存量已經不高，應該謹慎做綜合評估，可以考慮直接進行人工輔助生殖技術，罹患巧克力囊腫並不影響試管嬰兒的成功機率喔。治療巧克力囊腫最有效的療法就是懷孕，因懷孕成功後，囊腫復發機率會降低。

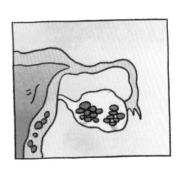

3-4 豪門太太不能說出口的基因祕密

思穎｜行銷經理

凍卵年紀：**30** 歲

最後凍卵數：**22** 顆

PS. 目前育有一子

若不是當初選擇凍卵，

並做了後續的基因檢測，

現在的思穎就不可能如此安穩地期待健康寶寶的到來。

　　一排人站在兒童遺傳疾病基金會門口，手握著紅色繡球，司儀一聲典禮開始，受邀的重要人士剪斷綵帶，掌聲此起彼落響起，鎂光燈閃爍不停⋯⋯。「妳現在做公益活動比對我們的百貨事務更熱心啊！」K 先生放下報紙，笑看著思穎。思穎放下手中的牛奶，將報紙拿過來，看著剪綵照片中的自己，旁邊的大標下著「JS 百貨集團董娘樂捐百萬，為兒福奔走不遺餘力」。思穎打趣說道：「奇怪了，記者不是很愛用什麼人美心善，怎麼就沒用這個形容詞來說我啊！一定是這套衣服穿起來太胖的關係。」

基因檢測科技，篩檢遺傳疾病

　　結婚多年，仍能保有戀愛時的熱情相當不易，然而他們才歷經過一場求子風暴，家庭氣氛冰冷，夫妻關係中只剩下何時生子一事，先生也背負家族傳承的壓力，當時親戚間的冷言冷語和夫妻間關係變僵的景象，依舊歷歷在目，現在能平順走來，或許真的要感謝老天的安排。若不是有這麼一段，她也不會投身於兒童公益，了解基因檢測的重要。

　　思穎把冷掉的牛奶再放進微波爐加熱，坐在餐桌前看著微波爐上的數字一路倒數，她想起之前為了懷孕求診的情形。「這次篩檢我們發現您是 X 染色體脆折症的帶因者。」醫師說道。思穎臉色一陣青白，上回醫師曾提到這個疾病最常見的是遺傳性智能障礙，沒想到自己竟然有這樣的家族病史。

身為家大業大的百貨龍頭長媳，思穎不但身負懷著男丁繼承家業的重任，更不可以產下不健康的孩子，傳出去別說地位不保，JS百貨集團的顏面也掛不住，到時新聞媒體又不知要怎麼來八卦做文章。幸好是母親陪她到診所做檢查，是自家人讓家族病史這事低調再低調，幸運的是她早早就凍卵，可以在植入前先進行染色體套數的篩檢，排除產下有遺傳疾病或罕病的孩子。

　　思穎從小在美國長大，大學畢業才回到台灣，深受西方文化影響，認為凍卵是件很重要的事，加上事業心強，在29歲生日時就決定把凍卵當做禮物送給自己。因為她聽別人說過，「女人過了35歲，就算愛情等得了，卵巢也等不了，每分每秒都在和雌激素的崩塌搶時間。」慶幸的是當年做了這決定，冷凍的卵子才能在她婚後難孕且背負傳宗接代的巨大壓力時，成了解套的方法。

　　丈夫忙於工作，大部分都是由母親陪同思穎看診。在診間醫師提到了基因篩檢，主要是針對35歲以上高齡產婦、習慣性流產、多次胚胎著床失敗，或家中有遺傳性疾病等所做的胚胎基因檢測，因為之前在詢問家族病史時，母女倆不約而同都提到了思穎的妹妹，妹妹的大兒子就有發育遲緩、疑似智能障礙等問題，醫師聽完後，警覺的認為這種情況不是小胖威利症，就很有可能是X染色體脆折症。不過這種單一基因遺傳疾病可以經由PGD（胚胎著床前基因診斷）篩檢，選出帶有正常基因的胚胎來進行植入，聽完醫師的說明，母女倆彷彿在診間上了寶貴的一課，並在醫師安排下，思穎立即做了檢查。

身為豪門長媳，
肩負著傳宗接代的重任

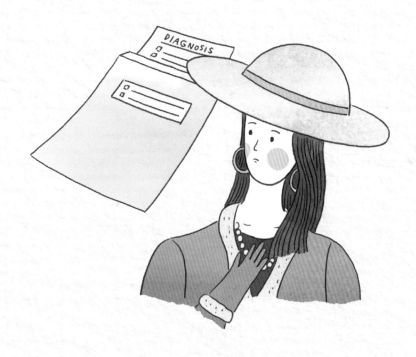

透過抽血檢查，醫師診斷思穎是 X 染色體脆折症的帶因者（指雖健康，但帶有與隱性遺傳疾病相關的基因突變者），詳細問診後認定是家族病史，但思穎本人和家人們卻完全不知道，震驚之餘，也感到及早發現的幸運。X 染色體脆折症為常見的遺傳性智能發展疾病，因為 X 染色體末端在顯微鏡下易呈現脆弱、斷裂所以稱為「脆折」，這疾病的發生機率僅次於唐氏症，而且較難從新生兒的外觀做判斷，平均約 3 歲才會出現症狀，如額頭高、臉和下巴較長，並有智能障礙、過動、自閉等情況。

　　患者若為女性可能帶因但不會發病，但男生帶因一定會發病。若是媽媽帶因，生下男寶寶有 50％的機率罹患脆折症；若是生下女寶寶，有 50％機率是正常寶寶、50％機率帶隱性基因（此症可能會造成卵巢功能低下）。思穎和母親商討後，決定將這件事隱而不說，經 PGD 檢測加上整合試管嬰兒療程，挑選出不帶有家族性遺傳疾病的胚胎植入子宮，確保未來的寶寶不會這麼辛苦。

　　數週試管嬰兒療程結束後，思穎順利地懷孕，先生和婆婆知道後都非常高興，夫妻關係因而改善，一步步往好的方向走，直到此刻，身為豪門長媳的壓力才減輕許多。思穎還記得，懷孕之前她在參與夫家的家族聚會時，親戚們是如何在言談間笑裡藏針。「哎，思穎為了懷孕真是辛苦了，但有些事老天不給也強求不來呀，是不是？」「沒錯沒錯，我們家媳婦，進門不到一年就有了，大家都說她有福氣為夫家帶財呵呵！」思穎聞言也只能默默陪笑，再看著婆婆客套虛應幾句後，面色沉重的離開。懷孕之後，婆婆已不再像以往，面對他人詢問

時，總是侃侃而談思穎孕期過程的一些趣事和變化，思穎也會附和婆婆，兩人說說笑笑，連口味變化的小事也能引起共鳴，婆媳感情也更好了。

雖然思穎受的是西方教育，有時也必須做出妥協，若非親身經歷，她不會明白擁有子嗣在大家族裡有多麼重要，一路走來，只能說如履薄冰。

若不是當初選擇凍卵，並做了後續的基因檢測，現在的思穎就不可能如此安穩地期待健康寶寶的到來。有時候她看著妹妹辛苦地帶著患脆折症的兒子，便想到當初若早點發現遺傳病史，或許一切都不同了。

身處在豪門中，即使是最親密的枕邊人，也無法說出真相，當眾人羨慕她過著好日子，思穎只能微笑以對，心想或許大家都有不能坦白的秘密吧。她摸著下個月將臨盆的肚子，感謝上天眷顧的同時，也有感許多遺傳疾病未能及早發現，決定投入兒福罕病相關的公益活動，希望以自己的力量幫助更多人。除了推廣大家做檢測外，也要深入了解家族遺傳病史，不要因為疏忽而造成遺憾。

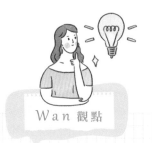

Wan 觀點

家家有本難念的經，故事中的角色，雖然身處上
流社會，但也有嫁入豪門的壓力，除了家族對
生育的期待，也需顧及社會輿論及企業形象。除了
要有裡子，也不能讓家族失了面子，壓力就在無形
中產生。

我們常聽到人有旦夕禍福，天有不測風雲這句
話，總覺得它離我們很遙遠，但世事難預料，
說發生就發生。遇到時能做的就是以正面的心態去
解決問題。此篇故事中的思穎，因為做了檢查才發
現家族隱性基因的問題，所以懷孕前篩檢非常重要，
如此一來，不論在生理還是心理方面，都能更安心
面對。若是已知家族中有遺傳疾病帶因更應該於婚
前、孕前或懷孕的早期進行基因遺傳病檢查，避免
未來可能產生的風險。

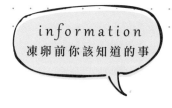

information
凍卵前你該知道的事

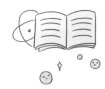

國人常見六大生殖遺傳疾病

為了於早期發現遺傳病症的帶因者，可經由孕婦產前檢查及婚前健康檢查、染色體篩檢技術來預防。

1. **血友病**（Haemophilia）：先天性遺傳性缺乏凝血因子的疾病，容易出血甚至自發性出血的現象。

   ｜症狀｜瘀血、小傷口出血時間延長、難以止血。

2. **X 染色體脆折症**（Fragile X Syndrome）：常見的遺傳性智能障礙疾病，造成寶寶智能遲緩。

   ｜症狀｜過動、注意力不集中、自閉、智能不足等。

3. **脊髓性肌肉萎縮症**（Spinal Muscular Atrophy，SMA）：遺傳性神經的肌肉疾病，會造成肌肉無力及萎縮。

   ｜症狀｜肌肉無力、行走不便、呼吸困難、吞嚥困難。

4. **海洋性貧血**（Thalassemia）：又稱地中海型貧血，為製造血紅素的基因缺陷，病人須終身輸血或接受骨髓移植。

   ｜症狀｜肝脾腫大、黃疸、鐵質沉積、貧血。

5. **苯酮尿症**（Phenylketonuria）：體染色體隱性遺傳的胺基酸代謝異常疾病。

   ｜症狀｜嘔吐、濕疹、皮膚毛髮顏色變淡、生長發育遲緩

6. **威爾森氏症**（Wilson Disease）：染色體隱性遺傳疾病，身體對銅的代謝異常。

   ｜症狀｜肝臟及神經系統之症狀。

更多內容詳見
相關醫學網站

3-5 妳不得不知的生殖趨勢

探究最新的生殖醫學趨勢，

包含人工生殖輔助技術與凍卵的演進。

討論大家所周知的女性常見疾病，

尤其最根本的生殖醫學概念，

帶給大家正向的知識

並和重要的女性生育時鐘有所連結。

趨勢 1 高齡不孕，先知道能不能，再思考想不想

現代人保養得當，外表看起來年輕健康，卻有很多不知道或隱性的疾病，因為痼疾造成許多難言之隱，讓人無法坦然地說出。知識的不足與錯誤，導致許多人對於本身疾病缺乏應有的認識，也不知道該如何進行身體的正確保健。預防勝於治療，預防醫學的概念，是在健康狀況發現異常之前，先行預防，而許多疾病的產生都和生活型態、日常抉擇有關，若知道自己即將做什麼，及時得知病徵而進行治療，更可以促進健康及早預防。

本章中分享了從自身的醫療需求出發，在生殖醫學專科醫師診斷後凍卵的故事，這些追求幸福的未來媽媽們，有期待未來代理孕母可以協助圓夢的跨性別者、有被巧克力囊腫追著跑的年輕女孩、也有在孕前、孕後積極預防遺傳疾病的豪門媳婦、勇敢面對癌症並提早進行生育保存的女性。這些故事，都告訴我們應該注意女性常見婦科病症之預防，且因應現代社會的高齡生育趨勢，反而更該及早做基因檢測以防遺傳性疾病發生，知道自己的身體能不能，再思考想不想，也許是比較順暢的思考邏輯。

台灣人口進入死亡交叉，生育邁向高齡化

全球少子化危機日趨嚴重，根據美國中情局（CIA）所公佈的 2021 年全球 227 國的人口生育率預測，台灣育齡婦女僅生 1.07 個孩子，將成為全球生育率最低的國家。2020 年台灣出生與死亡人口出現死亡交叉，意指死亡人數超過出生人數的「生不如死」，台灣人口首度出現負成長。根據內政部戶政司統計，2020 年新生兒人數為 16 萬 5,249

人，相較 2019 年減少了 1 萬 2,518 人，2021 年台灣新生兒僅有 15 萬 3820 人，創下史上新生兒新低紀錄。事實上，全世界幾乎都呈現出人口減少的趨勢，為了提高出生率，不少國家祭出增加產假和陪產假、育兒津貼、友善職場或新手媽媽稅金優惠等政策與福利。人口負成長被視為國安危機，在於人口老化將導致扶養重任落在青壯年身上，社會生產力、創造力與經濟力都將面臨極大的影響，催生幾乎已成為一種社會共識。

美國生物倫理學家葛聿利（Henry Greely），甚至在《性的終結》（The End of Sex）書中大膽預測，2040 年時，將有一半的夫妻不再自然受孕，而是以皮膚或血疫細胞作為繁殖起點。姑不論太空船或預言是否成真，科學家們莫不為人類存亡提出各式預防計劃，目的都在於積極繁衍生息。

高齡懷孕背後隱藏的風險
....

近年來，新聞常出現女明星高齡力拚生子的話題，尤其陳明真、林志玲、林青霞都超過 45 歲才生子，給予大眾高齡也能順利得子的想像，「反正女明星們 40 多歲才生，我離 40 歲還有點時間，不必太緊張啦。」然而女性最適合的育齡為 35 歲以前，受孕時 34 歲以上，即是高齡產婦。另一方面，經濟環境與社會觀念演變下，越來越多夫妻選擇當不生育的頂客族（DINK: Double Income No Kids）或是延遲生育計劃，而延後生育計劃的高齡求子卻常有無法懷孕的狀況。

　　高齡生育背後的風險如妊娠高血壓、妊娠糖尿病、妊娠毒血症、早期流產、胎兒成長遲緩等，隨著年紀愈大，機率愈高，同時也較一般年輕產婦所產生的併發症來得更多。從統計上來看，34 歲以下自然流產率為 6.68％，34～49 歲之間自然流產率上升至 12.46％。除了生理，高齡懷孕的心理與精神壓力上將更為沉重，除了擔心孩子是否健康，還有唐氏症或先天性疾病與缺陷等問題，雖然年紀輕的產婦亦可能生下染色體異常的小孩，但以唐氏症來說，機率上還是會隨著年齡升高而增加。

趨勢 2　不孕症變成文明病，but Taiwan can help

　　據國健署的資料顯示，台灣每 7 對夫妻就有一對不孕，不孕的定義為若夫妻有規律的性生活且未曾避孕，在一年內仍無法懷孕，即是不孕。若 35 歲以上的婦女，則時間縮短至半年內。台灣的不孕症比例約佔 10～15％，造成不孕的因素相當多，但是大部分醫師都同意，「年齡」是最主要因素。根據 108 年國健署人工生殖執行結果報告顯示，以卵巢因素所占比例 33.4％為最高，多種因素 31.1％占第二位，男性因素 10.9％居第三位。

　　女人懷孕生子的關鍵在卵巢，卵巢除了排卵，也製造雌激素與黃體激素，偏偏卵巢功能是隨著年齡逐漸下降的，當卵巢有早衰現象或巧克力囊腫等因素時，難孕的問題便隨之而來。過往卵巢早衰被視為熟齡女性才會出現的問題，但隨著工作和生活壓力、不正常或錯誤的飲食、塑化劑與環境荷爾蒙影響等原因，使得卵巢早衰開始出現在年

輕的女性身上，不到 35 歲即卵巢衰退的狀況愈來愈多。此外，多囊性卵巢症候群的患者也會因為經期的不穩定，較難受孕。

子宮因素則是子宮曾手術過或罹患子宮腺肌症、輸卵管阻塞、子宮肌瘤、子宮內膜息肉、先天性子宮異常等不易受孕的因素。而就男性因素來說，以無輸精管、基因缺陷（DNA 損傷）、隱睪症或缺乏雄性激素分泌等問題為多。其他大宗因素包含日常中「塑化劑」的過量接觸，因為塑化劑對女性生育力有明顯的傷害，而塑化劑的代謝物多

國健署？衛福部？ 108 年人工生殖個案不孕之原因

不孕之原因可能是先天、後天或外在環境所導致，以卵巢因素所占比例 33.4% 為最高，多種因素 31.1% 占第二位，男性因素 10.9% 居第三位。

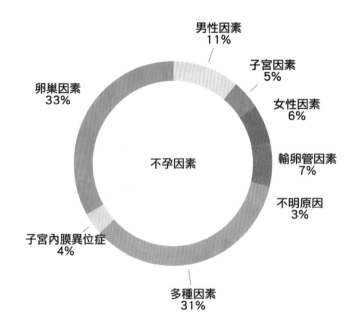

存於保鮮膜、塑膠製品、化妝品原料、香水、指甲油等。血液中重金屬濃度超標也會造成不孕，如不合格的藥材、空污、深海大型魚類、動物內臟、潮間帶的貝殼類，都易使血液中的重金屬超標，導致懷孕成功率降低。

需注意，卵巢衰退是不可逆的過程，若能積極對自己的生理狀況做出規劃，勢必可降低不必要的因素與風險。

各地不孕症比例

根據 WHO 資料統計，全球有 1.86 億的不孕症人口。各國的不孕症比例以中國最高佔 25%，日本其次佔 16%，而台灣與香港各佔 15%。

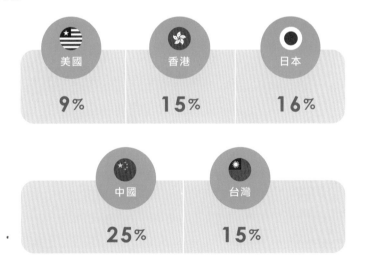

資料來源
美國疾病管制與預防中心、香港中文大學、日本厚生勞働省資料、中國不孕不育現狀調研報告、國健署。

台灣生殖醫學進步，造福求子困難的人

　　世界衛生組織（WHO）曾經估計過全世界不孕比例約有 8％～
12％，因此人工生殖技術的進步，造福許多求子困難的人，給了他們
一線生機。幸運的是，身處在台灣的我們不必捨近求遠，台灣生殖技
術不但是亞洲第一，試管嬰兒成功著床率高達 36.7％，在國際更排名
第二，直逼美國。價格方面，台灣的治療價格極具競爭力，遠勝歐美
等世界各國。在法律層面，台灣借卵，借精，單身凍卵皆合法，服務
方面醫病溝通和諧，不少國外病患對台灣的醫療環境與執行效率、便
利性皆感到十分滿意。

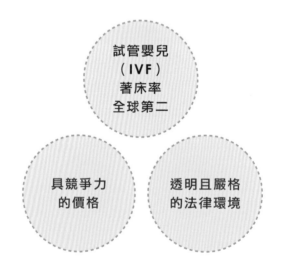

台灣生殖醫學三大優勢

試管嬰兒
（IVF）
著床率
全球第二

具競爭力
的價格

透明且嚴格
的法律環境

各國著床率與試管嬰兒治療週期單價

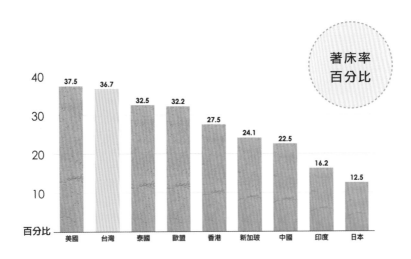

著床率
百分比

百分比

美國　台灣　泰國　歐盟　香港　新加坡　中國　印度　日本

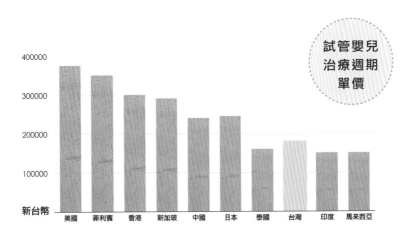

試管嬰兒
治療週期
單價

新台幣

美國　菲律賓　香港　新加坡　中國　日本　泰國　台灣　印度　馬來西亞

生殖醫學的專業技術有哪些？
· · · · · · · · · · ·

生育力評估

　　人工輔助生殖技術（Assisted Reproductive Techniques，ART），是指利用非自然同房而受孕的技術，包括人工授精和體外受精，凍卵也是生殖醫學因社會需求而演化的一環。一般在進行任何生殖技術之前或是在生殖醫學專業門診掛號後，需先進行診斷，評估是否需要人工輔助生殖技術（ART）的協助，此時生育力檢查就是重要的第一步驟！

請注意生育力檢查≠婚前檢查喔！

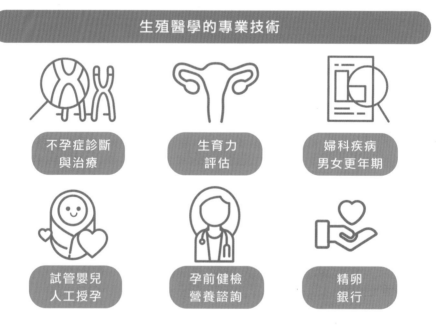

生殖醫學的專業技術

不孕症診斷與治療

生育力評估

婦科疾病男女更年期

試管嬰兒人工授孕

孕前健檢營養諮詢

精卵銀行

　　婚前檢查通常是檢查夫妻雙方的健康，會包含基本檢查、驗血、驗尿、篩檢性病與 B 型抗體等等，然而這些檢查，基本上不會了解最重要的卵巢庫存量，同時健檢中心的婦科醫師也不一定有不孕專科的資格！生育力評估，包含以下項目：

問診，內診，一般身體檢查

血液荷爾蒙和卵巢庫存量檢查（AMH）

- AMH 是參考數值，需搭配超音波檢查，實際看到卵巢濾泡，才能更準確地知道卵子庫存量，卵巢庫存量檢查還可以從月經來後血液中的基礎荷爾蒙了解（請參考第178頁的女性荷爾蒙小知識）。

婦科超音波

- 可分為陰道和腹部超音波（請參考第 105 頁婦科超音波簡介）。

輸卵管攝影

- 輸卵管攝影可檢查輸卵管是否暢通，同步觀察輸卵管是否水腫及子宮形狀是否異常。

子宮鏡檢查

- 子宮鏡（hysteroscopy，HSC）是婦產科醫師的第三隻眼。
- 通過內視鏡拍攝子宮腔內部，可以觀察子宮是否有內膜息肉、沾黏、肌瘤、發炎及子宮的型態。

男性精液檢查

- 了解精蟲濃度、型態與活動力的檢查。
- 1c.c. 精液須含 1500 萬隻以上的精蟲才屬正常。

女性荷爾蒙小知識

　　荷爾蒙是生育力的重要指標，和大家介紹幾種常見的女性荷爾蒙，女性荷爾蒙能夠讓你維持年輕漂亮及良好生育能力，所以維持每月荷爾蒙間的協調性，能讓身心靈都健康。荷爾蒙的分泌濃度常會影響到情緒、身體、皮膚狀況、性慾等。若荷爾蒙失調，也可能造成不孕。

　　女性荷爾蒙的分泌可分為以下四個階段：

1・**濾泡期**：月經來後到排卵日之間，卵巢濾泡發育並產生雌激素。
2・**排卵日**：成熟的濾泡會排卵，此時雌激素濃度上升，也帶動黃體生成素急速上升，讓卵子成熟後排卵。
3・**黃體期**：排卵後，濾泡轉變為黃體組織，生成黃體激素，也製造雌激素，準備好子宮內膜並等待胚胎（受精卵）的著床。
4・**月經期**：若增厚的內膜上沒有胚胎著床（受孕），排卵後約莫一週，黃體就會退化，雌激素和黃體素濃度會下降，子宮內膜開始剝落，即是月經來潮。

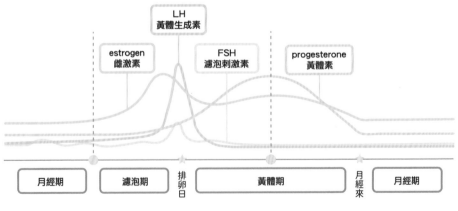

資料來源　「好想懷孕」—王瑞生醫師

178

常見的 7 種女性荷爾蒙

①濾泡促進激素（FSH）

可以作為初步評估卵巢庫存量及濾泡成熟度之荷爾蒙。

②黃體生成素（LH）

對於預測排卵期和生殖腺疾病診斷是重要的依據。可以評估是否有多囊性卵巢症候群之可能。

③黃體激素（P4, Progesterone）

主要使子宮內膜穩定，以利受精卵著床與維持懷孕。P4 可評估卵巢濾泡品質以及是否提早黃體化。

④動情激素（E2）

可反應卵泡數與成熟，可評估濾泡品質、卵巢功能等。

⑤睪固酮（Testosterone）

類固醇激素，由卵巢分泌，女性體內雄性素的主要來源。

⑥泌乳激素（Prolactin）

主要作用是刺激和維持女性泌乳，可以用來評估濾泡品質。

⑦甲狀腺促進激素（TSH）

評估甲狀腺功能之重要激素，過高或過低會影響排卵與受孕。

更多內容詳見
荷爾蒙介紹

A 單身女子：
暫時無婚育計劃，想要預存未來的生育保險

建議先做檢查，了解卵子庫存量，再考慮是否選擇凍卵或安排其他療程。檢查是最基本的，不管是否要生小孩，都要做生育力檢查。記住生育力檢查不等於婚前檢查喔！

B 已婚夫妻：
有生育計劃，想懷孕而且擁有自己的寶寶

建議 34 歲以下想懷孕者，可嘗試自行備孕一年（請先來做生育力相關的檢查），35 歲以上，婚後可先找醫師討論後續生育之規劃，抽 AMH 檢測，38 歲以上，跟時間賽跑，想生，請立即找生殖專業的醫師。

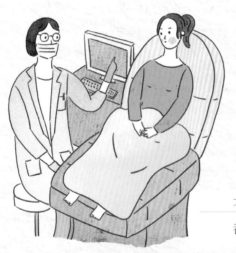

C 醫療需求：罹患生殖或婦科及其他疾病的族群

建議生育力評估，維護卵巢健康或做生育保存。

不論是否要懷孕，
都該做生育力檢查

趨勢 3　台灣凍卵人口，每年成長二成

　　凍卵療程是試管嬰兒（IVF）療程的前半段。凍卵的女性需要注射荷爾蒙或排卵藥，以刺激卵泡的生長。經醫師檢查後，卵泡成長至一定程度，病人注射破卵針後才可以進行取卵手術，之後經由實驗室的處理，卵子會在約 -196 度的液態氮中保存。由於每個人的人體質不同，能夠取出的成熟卵子數量也會不一樣。假如有意使用已儲存的卵子生育，可繼續進行試管嬰兒（IVF）療程的後半段，解凍卵子、受精、受精後胚胎培養、植入胚胎，若胚胎順利著床後，就能懷孕囉。此外，因為女性子宮的老化會比卵巢要慢，故使用年輕時儲存的卵子，仍可讓受精卵於高齡婦女的子宮中成長發育。（請參考第 215 頁凍卵流程）

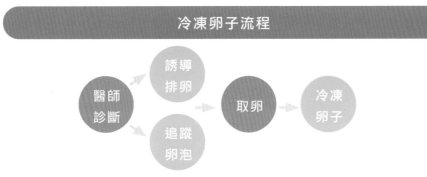

冷凍卵子流程

醫師診斷	根據每位女性的身體狀況、症狀、年齡等不同，來診斷適合的療程。
誘導排卵	女性進入月經週期後，口服排卵藥，刺激卵巢產生較多的卵泡。
追蹤卵泡	藉超音波定期監測卵泡發育，並抽血追蹤荷爾蒙的數值變化，決定最佳排卵時間。
取卵	安排取卵手術。
冷凍卵子	由實驗室處理後，在 -196 度的液態氮中保存。

凍卵技術的進化過程

　　根據台灣生殖醫學會的「冷凍卵子指引」中所言，凍卵最初目的是為了年輕的癌症病人，化學治療或放射治療對生殖器官會產生暫時性或永久性的損傷，在接受治療前，為了不使未來受孕機會降低，先凍卵保留生育機會。近年晚婚晚育已是全球現象，希望延遲生育的女性愈來愈多，但隨著年齡增長，卵子數量與品質會跟著急遽下降，有50％人在41歲時無法再生育，所以才出現了社會性凍卵的需求。

　　生殖冷凍技術是這十幾年才逐漸成熟，卵子冷凍貯藏的起步，比精液冷凍（1953年開始）或胚胎冷凍（1978年開始）都要晚。美國生殖醫學會（American Society for Reproductive Medicine, ASRM）在2012年公布把成熟卵子冷凍保存不再是實驗性技術，報告指出，在生殖科技中使用新鮮卵子與冷凍卵子的懷孕率差不多。

　　早期慢速冷凍的方式（Slow-freezing）最初於1980年代面世，在當時成功率並不高，僅60～70％的存活率，現今使用的玻璃化冷凍技術（vitrification）已經將細胞存活率大幅提升至95％以上。玻璃化冷凍技術是使用高濃度的抗凍劑使細胞脫水，再急遽降溫使細胞內產生玻璃狀物質的樣態而得名，降低冰晶對胚胎的傷害，目前大多數的生殖中心以此主流方法來冷凍生殖細胞，各國廠商也陸續發展出搭配玻璃化方法的冷、解凍試劑。

　　除凍卵以外，也可以冷凍胚胎，和冷凍卵子的流程一樣，都是運用特殊的冷凍技術將已受精的胚胎冷凍起來，存於攝氏零下196度的

液態氮筒中。至於進行新鮮及冷凍胚胎植入，台灣目前必需有婚姻關係才可適用。

卵 到 用 時 方 恨 少 的 生 育 時 鐘

現代女性選擇在黃金生育期凍卵的原因，可能是因為尚未考慮婚姻、還在找尋那個他，或有時因為突如其來的疾病，而需預存一線「生」機，這時候就需要和時間賽跑。卵子的品質和年齡息息相關，當胎兒還在母親腹中時，卵子數量是一生中最多的，約 500 ～ 700 萬顆，出生之後下降到 100 萬顆，青春期時，大概就只剩 30 萬顆。

女性一年 12 次月經。就代表有 12 次機率懷孕，這樣計算下來，直到更年期，女性一生大概可以排卵 420 次，每次只會成熟一顆卵，每次月事來潮時會自然淘汰沒有成熟的卵寶寶，若是沒有注意到女性生育時鐘的概念，寶貴的卵子就在日月中慢慢流失。因此，無論凍卵或是進行其他的生殖技術（如試管嬰兒），都是在短時間利用藥物刺激卵泡成熟的方法，也就是把每月自然流失掉的卵寶寶收集起來，提前把卵取出來，但並不會影響之後的排卵數量與品質。

曾聽過一個說法，若以扭蛋機來比喻女性的身體，年輕時的卵巢，像是扭蛋機中的 100 顆扭蛋，其中有 5 顆是空包彈；高齡時，扭蛋機中只剩 20 顆扭蛋，又有 12 顆是空包彈，兩者的差異很大。這幾年，凍卵需求飛速成長，以我工作的生殖機構，TFC 臺北生殖中心所在的台北都會精華區為例，來尋求「生涯規劃性凍卵」的女性半年內就成

長了 50％，平均年齡 38 歲（2021 年中數據），可推估台灣凍卵女性每年都有 20％的成長，可見凍卵的概念，已經慢慢擴散開來，由前頁圖表可得知，年齡愈大卵子的庫存量越少，因而高齡者常常需要接受多次療程，累積比較多顆的卵子，才有機會成功懷孕，能提早先預存、冷凍品質優良的卵，避免將來高齡卵少、甚至是無卵的壓力，因為 40 歲以上的患者要進入療程，使用冷凍卵子植入成功率較好，顯現生涯規劃性凍卵的重要。

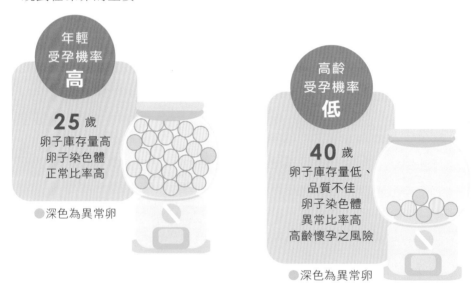

年輕
受孕機率
高

25歲
卵子庫存量高
卵子染色體
正常比率高

●深色為異常卵

高齡
受孕機率
低

40歲
卵子庫存量低、
品質不佳
卵子染色體
異常比率高
高齡懷孕之風險

●深色為異常卵

趨勢 4　台灣有萬名試管寶寶出生且逐年增加

　　試管嬰兒（IVF）即是體外受精。目前針對不孕症，試管嬰兒（IVF）是最有效率的臨床治療，透過實驗室技術讓卵子與精子在體外受精、培養，再挑出最佳胚胎植入子宮內使之繼續發育，以協助懷孕。

年齡與卵子總顆數變化

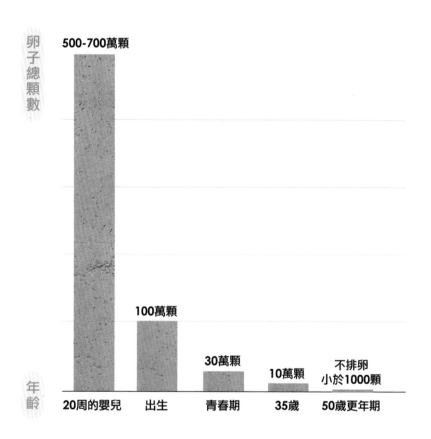

計算公式

（**50** 歲更年期 -**15** 歲第一次來月經）x**12** 每年排卵次 = **420** 次排卵

世界第一位試管嬰兒	英國	美國	台灣
年份	1978 年	1981 年	1985 年

全球第一個試管嬰兒露薏絲・布朗（Louise Joy Brown），於 1978 年 7 月 25 號誕生於英國的奧德姆總醫院，她的出現為全天下所有不孕的婦女帶來了生機。根據 CNN2018 年的報導，全球已有 800 萬名試管嬰兒出生，每年有 100 多萬次試管嬰兒療程，若以成功率一半來算，2022 年全世界試管嬰兒將逼近 1000 萬名。

根據 108 年的衛福部統計，台灣目前試管嬰兒（IVF）佔總新生兒 6.6%，每年有一萬名新生兒藉試管技術來到台灣。而從 99 ～ 108 年試管嬰兒（IVF）的治療週期在近 20 年間增至六倍之多，試管嬰兒（IVF）寶寶則是在 20 年暴增 5 倍，實施這項技術的女性年齡落在 37.5 歲左右，顯見高齡化的趨勢。

試管嬰兒適用於哪些族群？

除了凍卵之後要使用卵子，需進行試管療程外，試管嬰兒療程大部分以難孕、不孕族群為主：

1・**卵巢因素**：卵巢衰竭、卵巢庫存量明顯減少（低 AMH）
2・**輸卵管因素**：水腫、沾黏、堵塞
3・**男性因素**：精蟲過少、無精症、活動力差
4・**高齡**：多次流產、染色體異常
5・**子宮內膜異位症、卵巢巧克力囊腫**
6・**社會因素**：長期不能見面的夫妻或因工作關係分居等特殊狀況
7・**有借卵、借精之需求**

試管流程

醫師診斷 → 誘導排卵 / 追蹤卵泡 → 取卵取精 → 體外受精 → 鮮胚植入 / 凍胚植入

醫師診斷	根據每位女性的身體狀況、症狀、年齡等不同,來診斷適合的療程。
誘導排卵	女性進入月經週期後,口服排卵藥,刺激卵巢產生較多的卵泡。
追蹤卵泡	藉超音波定期監測卵泡發育,並抽血追蹤荷爾蒙的數值變化,決定最佳排卵時間。
取卵(精)	安排取卵(精)手術。
體外受精 (實驗室培養)	實驗室技術員會將較優良的精子與卵子在培養皿中進行體外受精,或選擇進行顯微注射來完成受精,之後,培養胚胎至第三或第五天。
新鮮或冷凍 胚胎植入	胚胎養成後需植回母體長大,在醫師建議下,選擇新鮮或冷凍胚胎植入,一次植入一至兩顆胚胎。將剩餘胚胎進行冷凍,要生下一個寶寶的時候就可以直接解凍胚胎植入囉!

人工授孕（IUI）
· · · · · · · · · · ·

人工授孕（Intrauterine insemination, IUI），是把篩選過的先生精子注入女性子宮內，女性不需進行取卵，但因為精子與卵子的受精，經常發生在輸卵管內，如果男性精子活動力不佳，無法自行移動與卵子結合，或是輸卵管不通的女性都不能採用人工授孕的。

人工授孕適用於哪些族群？

1・至少一邊輸卵管暢通的女性
2・不太嚴重的子宮內膜異位症
3・男性的精蟲達到每毫升一千萬隻以上的水準

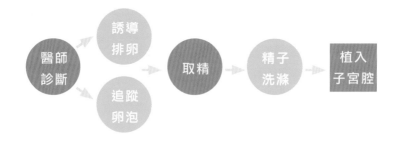

IUI 流程

醫師診斷 → 誘導排卵 / 追蹤卵泡 → 取精 → 精子洗滌 → 植入子宮腔

更多內容詳見
IUI 相關介紹

趨勢 5　小資試管時代來臨

　　提到試管嬰兒（IVF），就不得不提最新的試管嬰兒補助，台灣政府過去「催生」政策，僅把預算和心力放在生完小孩後的養育津貼，2021 年，台灣政府開始從「想生」的角度切入，鼓勵那些因為經濟負擔而不能再試一次的不孕家庭，不僅提供補助給低、中低收入戶，從 2021 年 7 月 1 日起，國健署公布了不孕症治療（試管嬰兒）補助方案。為了舒緩台灣少子化造成未來社會發展不均的趨勢，符合資格的民眾，首次申請每次補助為 10 萬元，再次申請最高補助為 6 萬元，第一次申請幾乎可以補助一半左右的費用。而補助次數方面，妻子年齡低於 39 歲每胎補助上限 6 次；若妻子年齡在 40 至 44 歲的夫妻每胎補助上限為 3 次。除次數外，植入的胚胎數目也有限制，35 歲以下限制為一顆，主要希望能減少多胞胎的母嬰風險、也降低早產問題，減少併發症。生殖補助對於不孕症夫妻或小資族來說，可以減少試管費用的負擔，如果 40 歲以內，下一胎還可以擁有六次補助機會，無異是大大福音。根據 TFC 臺北殖中心的統計，2021 年七月開始補助後，與前年相比，接受試管療程的夫妻平均年齡年輕約 2 歲，可見補助的確幫助提升較年輕之夫妻生育的意願。

生殖補助適用於哪些族群？

1‧夫妻雙方有一方具有台灣國籍
2‧妻子的年齡未滿 45 歲
3‧具不孕症診斷證明即可申請（生殖中心的不孕症診斷證明，
　　需接受試管療程）

有關詳細試管嬰兒補助方案，可至下列各補助專區查詢。

 國民健康署官網首「試管嬰兒補助專區」
https://reurl.cc/zerX07

 TFC 補助專區
https://www.tfcivf.com/zh/news/content/117

生殖醫學科技日新月異

1 | 胚胎基因檢測（PGT,Preimplantation Genetic Testing）

　　第 95 頁提到，目前的胚胎著床前篩檢（PGT）系列檢測都需應用細胞切片的技巧，但這項技術一直以來都存在會不會造成胚胎損傷的疑慮，而生殖醫學基因檢測的未來趨勢會往「非侵入性」胚胎著床前染色體檢測（NI-PGT）的方向進行，NI-PGT 的全名是 Non-invasive preimplantation genetic testing，顧名思義 NI-PGT 就是希望直接以蒐集胚胎培養時的培養液進行染色體檢測，以非侵入性來取代傳統細胞切片的方法，避免胚胎受傷，在實驗室進行胚胎培養的過程中，胚胎培養液會含生殖細胞釋放出的 DNA，可透過收集培養一週左右的胚胎培養液進行檢測，協助醫師判斷植入最佳胚胎的優先次序，增加患者懷孕的機會。

　　非侵入性的技術在未來是一項主流趨勢，這幾年，各國藥廠與器材供應商、生殖中心都開始爭先恐後的研究，期待未來可以將此技術成熟的運用於生殖市場，造福需要的客群。

常見的女性生育相關疾病

1 ｜多囊性卵巢症候群（Polycystic Ovary Syndrome, PCOS）

　　是一種常見的生殖內分泌性疾病，好發在育齡年紀的女性身上，常伴有以下症狀：

　　1・**月經異常不規則**：易發胖，甚至是無月經，此為慢性不排卵。

　　2・**雄性素多，男性荷爾蒙增加**：容易長青春痘、多毛、掉髮。

　　3・**代謝異常**：由於細胞對胰島素反應變鈍，血糖不穩定，糖尿病風險會比較高。

　　4・**卵巢濾泡多**：透過超音波檢查，會看到卵巢周邊有多個水泡狀的不成熟的卵泡。

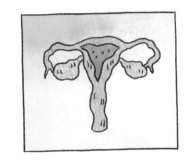

　　對於多囊性卵巢症候群患者來說，因為月經不來或是不規律，等於不排卵，受孕機率自然降低，建議多囊患者進行飲食控制，可調整體質增加懷孕機率，增加纖維、蛋白質的攝取，避免大量碳水化合物、反式及飽和脂肪的食物。即使患有多囊，不做積極處理也沒關係，若同時有肥胖問題，建議從控制體重開始，養成規律運動的習慣，有助於調養身體，穩定月經週期，也可以根據醫師指示補充黃體素。

2 ｜子宮肌瘤

　　子宮肌瘤是女性中常見的良性腫瘤，通常沒有什麼症狀或是症狀不太明顯，增生的原因是雌激素的刺激，好發於育齡婦女，臨床上十

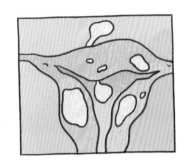

分普遍。如果往子宮腔生長，易導致子宮收縮不良，造成經血量增加、貧血、月經天數延長、經痛等困擾。除非肌瘤太大形成壓迫，或嚴重貧血、影響受孕時才會考慮手術治療。

3 │ 子宮內膜異位症

這是一種子宮內膜增生在不同的地方（異位）或是經血逆流所產生的病症，原因可能是患者有免疫方面的疾病，或是身體虛弱時導致清除經血的力量不足。一般月經來時，正常剝落的子宮內膜碎片會排出體外，但若患有子宮內膜異位症時，會增生在子宮內壁上、腹腔、卵巢等。而俗稱的子宮肌腺症，則是子宮內膜直接侵犯了子宮的肌肉層，造成子宮肌肉發炎增生或纖維化。內膜異位症主要的症狀是引起疼痛：包括強烈經痛、骨盆腔疼痛、排便疼痛、行房疼痛、非月經型疼痛（頭痛）和經血量過多等。

子宮內膜異位症的治療，其實需根據患者的年齡、內膜異位症之型態、是否曾經手術、是否想懷孕等綜合評估，再決定進行剝除手術、藥物治療，或是到不孕症門診就診。研究顯示，子宮內膜異位具有遺傳傾向，若親屬患有子宮內膜異位的女性，則得病機率比普通人高出7倍以上。若發現親人患有內膜異位症或是嚴重痛經傾向的女性，應保有警覺主動檢查追蹤，才能在病症早期就掌握先機治療。

許多人得知自己有婦科疾病時，往往因為對病徵沒有足夠的認識，再加上資訊多元但來源參差不齊，造成自己的恐懼和心理壓力，

建議搜集相關疾病的資訊需再三相互查證：

　　1・由醫院、基金會製作的衛教內容。

　　2・醫護專業人員分享的衛教講座、文章。

　　3・定期做身體檢查、不要忽略任何小細節。

更多內容詳見
女性生殖疾病介紹

以終為始勾勒未來藍圖

　　從生殖醫學之社會趨勢、談到常見疾患，所謂預防勝於治療，了解這些知識後，知道自己「可不可以」，健不健康，再思考「想不想」規劃後續的各種人生項目，例如生子，例如婚姻、例如是否需要治療，或是預先知道自己可能會面對的困難與挫折（疾病）。

　　擁有健康的身體，然後連結美好的人生，應該是大部分的人追求的目標之一，給予未來想成為媽媽的女性小小建議，儘管凍卵、備孕、求子這條路沒有人能告知結果，但可以選擇自己的心態，對於其他人的關心與期待，請用自己堅定且寬廣的心胸面對，最重要的是跟著醫師的專業計劃走，做自己能做的。將目標作為終點，從終點開始反推，現在你將開始做哪些事，才會清楚明白自己在每個階段的藍圖，這正是以終為始的概念。先以結果為目標，再來決定目前要進行的事項，以此勾勒未來，然而執行之前，需要對未來有清楚的規劃，這個方向可能就是妳將來人生的安排，明確的藍圖可以幫助妳專注現在，修正過去的錯誤，積極面對未來的恐懼。一步步地往清晰、適合自己的方向前進。

Chapter

— 4 —

凍卵，
送給自己的禮物

想像熟齡的人生藍圖

　　從英國回來後，我進入生殖中心工作，學習不少女性的健康知識，參與許多公益講座，了解過去不曾接觸過的事物。台灣這幾年透過名人的加持，凍卵風氣漸開，但若要將凍卵納入 30 歲後女性普遍接受的生涯規劃中，可能還有一段路要走。

　　在生殖中心經常接觸到已超過最適合凍卵年紀的女性前來求孕，然而年齡越大，卵子品質越不佳，成功的機率亦隨之降低，結果也常不如人意，即使成功了，也是一篇篇的血淚史。每每看到這樣艱辛的圓夢過程，希望透過這本書讓女孩們知道，其實可以早點規劃安排，往後便能少走千萬步冤枉路，替未來留一扇門，非被動等待運氣之神降臨。

我們常看到不少文章、影片都在引導著女性如何變得更自信和強大，其實「擁有選擇的權力」就是一種力量，凍卵在社會意義上，就是幫女性爭取更多時間拿回生育選擇權，藉此可以如實地完成夢想，不被時間推著走，掌握自己的幸福人生。

女人終其一生都在和體重機上的數字斤斤計較，卻沒有思考過，比這個數字更重要的是，卵子的品質與數量。

歲月催人老，卵子顆顆少

從進到娘胎開始，卵子便一天天減少，以初生女嬰來說，卵子約 100 ～ 200 萬顆，青春期剩下 25 ～ 30 萬顆，35 歲正是卵子數目急速下降的關鍵點，不只卵子銳減，品質也打折，更攸關懷孕率與活產率，年齡越大卵子染色體異常率愈高，到 45 歲時約莫只剩數千顆。

20 多歲時，我還在英國唸書，對下個階段已有初步規劃，當時身邊有幾個前輩正面臨事業與生育之間的抉擇，希望組織家庭外也能擁有自己的事業，那時候想，我的未來肯定也會面臨同樣的問題吧，這樣的想法就在心中留了底。爾後，我在英國帝國理工大學從事教學工作，某日課堂中的既定討論時間，有位日本學生突然告訴我她已經凍卵，還記得直率的她，交出以未來「人造子宮」為主題的畢業專題時，在筆記本的最後一頁夾帶了自己的數張卵子照片，她告訴我「女人的卵子是限量供應的」。剛聽到時很震驚，畢竟在青春年華，誰會意識到生理機能（卵子產量）正一步步邁向衰老呢？明明外在是熬了夜補

個眠即能容光煥發，多吃了的垃圾宵夜也能迅速代謝，實則自己身體裡有某部分已慢慢消失。這位日本學生在凍卵議題上，親自示範什麼是立定目標便行動，她明白地告訴我，凍卵應廣為大家所知，是每位女性都該切身關注的事，不要因為生育年齡的限制，阻礙成就自己的機會。

相較於日本學生的積極主動，我的工作夥伴、設計系的同事則是讓我看見優秀女性在工作與愛情上可能面臨的困境。我的同事擁有優異的工作能力，教學專業豐富，年紀大我許多，雖然有年齡差，但卻是我的忘年知心好友之一，我們經常聊天，分享感情困擾或是女子的獨立生活。她和交往十年的男友分手後，周而復始游移在不同的關係中，看似多采多姿，實則沒有目標重心，在工作上，原本有機會高升卻被打壓，工作不如意，感情不順利，已逾更年期早已不容許她孕育

-Tips- 女性生育時鐘知多少？

女性的最佳生育年齡：23 ～ 30 歲

生理層面

① 23 ～ 30 歲的女性生理的發育已成熟。
② 卵子品質好、庫存量高。
③ 懷孕或生育遺傳缺陷胎兒的風險小。
④ 流產機率低。

心理層面

① 精力充沛，心態已成熟，照顧孩子的能力佳。
② 和孩子的年紀差異小，較不易有代溝。

下一代，甚至結婚的可能性也降低。每每看著她，讓我心裡有深刻的體認，不希望自己也步入無法結婚、無法擁有孩子的處境，而她也是影響我日後決定凍卵的推手。

如果人生以每十年來做階段劃分，自己下一步勢必面對的就是婚姻與生子，當時的我一方面在學校兼課，一方面也忙於在英國創立自己的女性健康品牌，忙碌的行程更需要做良好的時間管理，一天 24 小時當 48 小時來用。正因為如此，更有感女性在工作之餘也有生育年齡限制，可能因為身處創業圈，好多朋友都是走女強人路線，身邊也出現不少有類似想法的朋友，不管是追求事業或感情不順，或多或少都促成她們凍卵的需求，這樣的想法，在國外也已成為一個趨勢。我思考著，若要實現每個階段訂立的目標，就必須執行下個計劃，還針對是否進行凍卵做了 SWOT 優劣分析，後來也認真覺得凍卵是我需要的。

回台灣後依舊忙於工作，轉眼已屆 30 歲，一直沒時間認真思考凍卵事宜。直到遇見一位創業前輩，40 多歲的她看起來依舊年輕漂亮，在職場上充滿爆發力，參加多場發表會分享自身的業務經驗和創業觀，她說因為早婚，很早就生了小孩，現在才有餘裕再回到職場繼續衝刺，這席話再次提醒我，這個「餘裕」會是人生中的重要課題。不知不覺間，歲月催人老，卵子顆顆少，這幾年老在嘴邊掛著：「我要去凍卵！」但因為工作繁忙而始終未付諸實行。沒有空檔、沒有對象，嗯，更正：「是沒有適合結婚的對象」，就這麼拖著來到 32 歲。終於，在某次月經來時，我決定去做檢查，也到該身體力行的時候了。

與家人溝通凍卵決定，替未來超前部署

結婚、入厝要看日子、開工也要看日子，凍卵呢？我本身是個無神論者，與其緊抱佛腳，不如先拜估狗大神。決定凍卵後，立即上網查詢各種資訊，如可能的併發症、療程時間、存款簿會變得多薄等，同時陸續找了幾間凍卵診所進行諮詢，家人覺得我這個年紀不需要凍卵，在這方面，確實聽過不少人和親人溝通未獲得支持，而原因大多不出這兩個，1·**手術有風險** 2·**很快就會找到對象不必急著凍卵**。有親戚勸我不要急，畢竟還年輕。我告訴她，不管什麼事都有風險，好好開車上路，也會跑出馬路三寶產生風險，有開車有保險，凍卵也是一種生育保險嘛。當然保險最好不要被用到。

前面說過女性的卵子是隨著時間一年比一年減少，我們無法預期何時能找到對象，更不可能找到人就原地結婚（笑），但可以藉凍卵保存青春，這是和時間賽跑，今年凍一定比下一年凍來得好。通常會反對的原因大多是不理解，只要好好溝通，相信都會獲得贊同。週遭的朋友，他們則是滿臉問號：「妳不是應該先找對象嗎？」更有位友人直白地問：「妳很喜歡小孩嗎？」他們說的都沒錯，我想，如果是我自己生的當然會喜歡囉！這是無庸置疑的。朋友說我個性獨立、有主見，想法開明，但在延續命脈上（現在是在上演哪齣宮廷劇）我相當老派。孕育一個生命，成就一個家庭、組織一個家族，在我認為，是人生必經的重要清單之一。電影《征服情海》（Jerry Maguire）中湯姆克魯斯對女主角說了一句：「You complete me.」對我而言，成為母親，有孩子的人生才是完整，身分的轉換是種學習，也應該是人生必經的歷經，不可或缺的學分。

　　20 歲的人生追求學業，30 歲之後的人生是工作和婚姻，50 歲後的人生是陪伴。人不一定要結婚，但要有一個穩定的伴侶支持彼此，生小孩是很難得的人生經歷，從一個不解世事的稚童到形塑他成為完整的個體，彼此互相成長與陪伴，我期待過程是滿足而快樂的。做事喜歡超前部署的我，喜歡計劃且徹底執行，為了未來的幸福愉快，去做現階段可能不太想做的事，這就是人生中必要的取捨，到目前為止，我仍覺得相當值得。

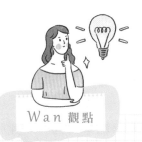

Wan 觀點

30 歲的我，醒悟到每天總有忙不完的事情，但人生必須設定優先順序，「凍卵」之於 30 歲的我就是「重要又緊急」的事。這些人生歷練的分享，讓我確信重要的人生目標就是讓自己越來越好。

當我確立了目標，便會以此方向進行，安排不同階段的順序，不對明日感到茫然。我期盼未來能有自己的小孩，一起討論人生，分享日常，可以彼此獨立也能溫暖陪伴，這便是我想實踐的理想生活。

選擇凍卵機構前
你該知道的事

　　確定進行凍卵後，我立馬行動，花了兩、三天積極做完功課，就掛號看診（從下定決心到踏入診間大概只有一週的時間，之前也陸續搜集了一些資訊），雖然在生殖中心工作，為了選擇最適合自己的療程，我還是多方比較不同的生殖中心，最後選擇在自己工作的 TFC 進行凍卵。

　　很多人以為凍卵就要掛婦產科，這答案正確但也不正確，婦產科不等於生殖醫學，因為具有不孕症和生殖醫學專業的醫師，都必須要是婦產專科的醫師，他們在成為主治醫師後，再度受訓方可取得生殖次專科資格。

　　大家對婦產科的印象，不外乎就是生小孩或是看婦科疾病，害怕走進婦產科，往往是因為擔心別人會用異樣眼光看待自己，其實大家應抱著健康的心態，看待攸關女性自身的疾病和問題，就像看牙科和眼科一樣，不需要將它視為難以啟齒的事。

婦產科與生殖中心各司其職

　　婦產科除了看婦科疾病、接生小孩以外，還有一個很重要的任務，就是定期檢查。大家都應該養成定期去婦產科的習慣，像是做抹片檢查、婚前健檢或是其他荷爾蒙激素的檢查（包含是否有婦癌風險或生殖的相關問題），了解自己的健康狀況。這些檢查在生殖中心也都可以做，不過「生育力評估」只有生殖中心才能做，有些儀器和諮詢師也更專業，除了基本的內診、超音波、女性荷爾蒙等檢查，還能檢測卵巢庫存量等。

　　若有生殖問題，包含生殖保存（冷凍卵子）、人工生殖、試管嬰兒或是難孕問題，建議找尋專業的生殖中心協助解決。在台灣生殖醫學的醫師只有 300 多位，醫師從醫學院畢業後，需要到為數不多的生殖醫學中心訓練兩年，才能獲得「生殖醫學」次專科的正式執照。綜觀上述，婦產科涵蓋產前檢查與生產、婦科疾病診斷與治療、更年期保健等相關治療，生殖醫學則是針對生育相關的診斷與治療，主攻生殖這一塊，千萬別跑錯棚了。

如何選擇適合的生殖中心呢？
· · · · · · · · · · ·

　　了解婦產科與生殖中心的差異之後，就可以知道，凍卵攸關生育大事，而且凍卵只能在有國健署「人工生殖機構執照」的生殖中心才可以執行，至於該如何選擇凍卵的醫療機構呢？在此之前，我去過幾間有名的生殖醫學中心做過評估，以自身的經驗提供以下方向讓大家參考。

1 | 了解生殖機構的實驗室

　　如果說醫師是大廚，在生殖中心實驗室中的「胚胎師（胚胎技術員）」就是重要的二廚了，要炒出一手好菜（凍出顆顆分明的卵），廚師們的手藝可是很重要的！而生殖實驗室就像是模擬女性的「子宮環境」，取出卵子與精子在體外受精；而胚胎師就是隱身其中的「幕後神之手」，需要在顯微鏡下篩選出好精與好卵，之後結合成優良胚胎，才能植入子宮中，這些技術都需要豐富的經驗與手部控制能力，例如，取卵後卵子進入實驗室、培養箱培養、一直到植入媽媽身上之前，中間的所有專業處理都需要透過胚胎師的技術，像是移動過程維持恆溫 37 度、或是在濾泡液中找尋到命定的那些卵子，放入培養皿後也需要用極細特殊吸管來處理、去掉卵子週圍的顆粒細胞等細緻操作，即便些微誤差，瞬間就可能造成生殖細胞耗損。

　　有機會的話，請務必參觀並深入了解凍卵中心的實驗室，畢竟攸關胚胎保存的品質，若冷凍技巧或技術員的技術不好，未能做好妥善處置，辛苦取出的珍貴卵子就這麼浪費掉，實在太可惜！比較一下，若以取卵 10 顆、實驗室培養後成功成熟的卵子僅 5 顆，和取卵 10 顆、實驗室培養後成熟 9 顆，50％和 90％就是完全不一樣的技術力和成功

率，要不是我曾進入生殖實驗室參觀，並和資深胚胎師訪談，一般人是不會知道胚胎師經驗的重要程度等同於醫師醫術，這真的不能開玩笑啊！

因為實驗室是儲存胚胎的保管庫，也就是說「卵子銀行」是不可輕忽的，除了專業的技術人員，開刀房與生殖實驗室的距離，以及到儲存卵子的液態氮儲存室的距離，當然是愈短愈好；另外實驗室是否運用 AI 人工智慧結合「胚胎縮時攝影監控培養箱」與引進「電子認證系統」，也是需要留意的地方。這些系統可以降低實驗室中可能的人為誤差，而最新的胚胎縮時攝影，是以十分鐘拍一張照片，把你的胚胎或是卵子寶寶記錄成簡短的影片，可於培養初期就監測出該顆胚胎是否分裂正常，提供最佳的胚胎養成率與懷孕率。

2 ｜ 選擇專業且適合自己的醫師

那麼，又該如何選擇適合自己的醫師呢？可以分為幾點做觀察，分別是醫師口碑與療程成功率、學術量能以及醫師緣。

第一點：醫師口碑與療程成功率

口碑等於成功案例，也代表醫師的醫術與執行的成功率，這部分可從網路聲量、真實口碑、醫界朋友推薦來了解。首先，從網路社群裡的相關討論區或是部落格去觀察，了解醫師在社群上的口碑，是否有很多成功個案分享？這些案例是否有提供詳細的過程資料佐證？（如心境紀錄、寶寶照片、用藥紀錄、超音波療程紀錄等）記得是以病人真實的自發分享為主，而不是官方行銷美化後而 show 出來的成功案例，以不孕症夫妻來說，在進行人工輔助生殖療程的過程，有時

胚胎師的經驗與技術
與醫師醫術同等重要

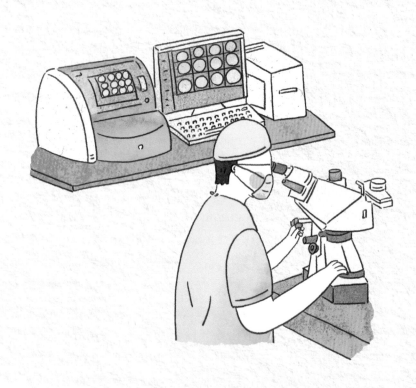

候也挺辛苦的，有些人願意在網路分享私人經驗與心路歷程，可以從這些分享中，了解到醫師是否專業，還有該中心的看診流程是不是適合自己。

另外，也可以分析看看哪些網路聲量是所謂的「業配文」或廣告，通常最準確的口碑是從相識的親朋好友推薦中獲得，也就是說寶寶要實際的存在，由成功個案分享引薦，這樣的真實口碑才比較準確。另外，如果有在醫療產業服務的朋友推薦，或是他科醫師轉診，也會更加精準的知道醫師成功率高低，因為通常醫療業內的友人會比較熟悉專業生態。另一方面，現在有不少醫師身兼網紅，網紅當道的趨勢和百變的行銷手法，讓無數死忠粉絲擁護，但網紅身分卻不一定能和專業技術及手術的成功率劃上等號，雖然可做部分參考，但要注意的是廣告節目上出現的姓名頻率，和擁有成功口碑的數量不一定成正比，記得無論如何獲得資訊，都要做口碑的雙重確認。

第二點：學術量能——活躍於醫療專業學會

學術量能也是很重要的評估指標，可試著了解醫師在學術機構是否活躍？是不是台灣生殖學會的會員？是不是有持續的發表相關論文或是發表幾篇都要一併評估。「醫學就是科學」，了解最新的尖端技術十分重要，以醫術與技術並進為重，專業學會會對專業學術貢獻做把關，有貢獻的醫師才有資格納入會員，若注重專業，醫療技術在程度上也會有相當的保證，因醫療團隊需要透過不同方式不斷磨練自己的技巧（醫術），當技術已經日新月異，而醫師的知識和手法卻沒有提昇、或是依舊使用過時的手法與材料，會影響到病人的權益，不過有時儀器使用也和成功率或熟練度有關，因此也不是越新就越好。

第三點：醫師緣

　　「醫師緣」就是病人對醫師的感覺與感受。醫師說話、解釋病情、溝通對應的方式與態度，是否容易讓人接受與信任，都很重要。有些醫師不擅言詞，有些醫師口才一流，適用於不同的病人需求，但因醫療本質還是一個本於信任的行業，若在診間內的感受和信任度不高，治療就很難進行，若不知道該如何決定的話，除了思考口碑與成功率，也可以多看看幾位醫師，聽聽第二意見，也較容易找到適合的醫師。

　　簡而言之，行銷能力不等於醫療能力，知名且善於行銷不一定和醫術專業、學術專業成正比，有些醫師可能受限於 KPI（關鍵績效指標）業務壓力或是商業考量，就會推薦多餘的療程、或做一些不是真的需要的手術，甚至不太管成功率，先做了有業績再說。曾聽過一些經歷過一、二次人工生殖療程失敗的個案，他們通常都是在不了解情況、也不確定該選擇哪些醫師，被網路行銷強打的機構吸引，而不斷輾轉求診。此外，台灣的生殖中心診療業務，政府都有統計成公開資料，國健署的數據會說話，大家可以透過查閱「人工生殖施行結果分析報告」之中的附錄「個別人工生殖機構統計資料」，來確認全台每家有執照院所的醫療團隊施行次數的多寡、不孕原因與施術類型比例，通常越有名的機構，案件數量會越多，醫療團隊的經驗也會相對豐富[1]，然而，目前凍卵的數據並未被列入統計，報告中僅有試管嬰兒的施行台數，但試管嬰兒的療程也包含了凍卵的技術，所以這份報告還是非常具有參考價值的。

註 1
可參考衛福部的人工生殖施行結果報告 The Assisted Reproductive Technology Summary 2019 National Report of Taiwan，目前最新資料為 2019 年（民國 108 年），台灣政府從民國 87 年建立，由各人工生殖機構定期通報於該機構內接受人工生殖 IVF 之個案資料分析報告。

　　凍卵不像是去看診，而是健康女性對自己價值觀的決定與選擇，有醫德的醫師，會依病人的狀況做最好的處理，就我身邊的例子，有的醫師看過病人報告後，請她回去把卵子、身體養好再來，但有些診所會直接先取卵，再告訴病患卵子的品質不行（顆數不夠）得再來一次，這樣損失的還是對醫療認識不足的普羅大眾。

3 ｜ 環境氛圍很重要，軟硬體皆需兼顧

　　如果以購買生育保險的概念來看，我認為環境氛圍與舒適度也是重點之一，好的診所不僅從工作人員到內部整體都能讓人感到舒服，護理師和諮詢員應該要親切些，畢竟凍卵女子在這一生也不會做太多次，大部分都是「初體驗」，需要讓緊張的情緒為之舒緩，希望就像去度假一樣自在，少了踏入醫院的冰冷感，也助於心情上的放鬆。硬體方面就是內診環境、取卵醫療環境、術後休息、術後客服關懷等，每個細節都要讓自己感到自在舒服。

4 ｜ 重視妳的隱私很重要

　　我曾到過某間診所，從 app 到櫃枱都已清楚填明資料，該院的工作人員仍跑來嚷嚷，不耐煩地問：「妳上次月經何時來？」大聲到我有點尷尬，好像不介意我旁邊其他在候診的陌生人。並非回答這問題讓人害羞，甚至要報告更私密的我也 ok，我在意的是為何資料沒做好串連？而且連問三次，前面填好填滿的過去私密資料似乎是沒做好對接，讓人覺得挺尷尬而且感受不佳，這代表專業與細心度有所欠缺，從細節可以看大方向，所以這家診所馬上被我踢出名單。從一家診所有沒有注重隱私細節、有無 app、叫號系統、有無快速看診綠色通道服務等都很重要。另外，護理客服管道（14 天養卵、培養卵子品質）

的相關問題，若是有人能隨問隨答最好，因為單身女子凍卵就像已婚女子懷孕一樣重要呢！

5 ｜ 確認自己想要什麼

最後還是要問自己想要什麼，成功率最優先？費用第一？未來一定要懷孕的決心？還是隱私性或是服務態度等附加價值？畢竟未來想成為準媽媽，需要天時地利人和的搭配（正確時間植入、子宮狀態要好、擁有健康正常的胚胎）才會懷孕，所以知道自己想要什麼，就要預先做好功課。幸好台灣的生殖技術在世界上有相當大的優勢，成功率高，法律透明且嚴格，尤其費用上極具競爭力，因而促使世界各地婦女紛紛來台求子、凍卵。

台灣的凍卵市場均價費用約 10 萬台幣起跳，每年保存費用約 5,000 ～ 10,000 元不等。在美國，一次的凍卵費用 18,000 美金，每年 400 ～ 500 美元保存費；（折算台幣約 50 萬，每年保存費用約 12,000 ～ 14,000 元台幣）；在英國，一次凍卵費用約在 4,000 英鎊至 5,000 英鎊左右，每年 150 ～ 350 英鎊保存費（折算台幣約 16 ～ 20 萬，每年保存費用 6,000 ～ 14,000 元台幣）。

台灣的優勢也是我理解的優勢，在 TFC 生殖中心第一線工作的我，更有拿放大鏡的標準去看待這些準則的必要，不管從醫德、醫師能力、醫院環境，全部都要放大檢視，才能做到真正的視病猶親。

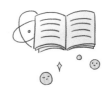

information
凍卵前你該知道的事

1 胚胎縮時攝影培養箱（Time-lapse Incubator） ——胚胎與卵子寶寶的保溫箱

目前，生殖實驗室大多會採用最先進的「胚胎縮時攝影培養箱」，每 10 分鐘為胚胎拍照一次，可以在不干擾胚胎的恆定狀況下，持續觀察胚胎的動態變化；讓胚胎全程在無光、低侵擾的培養箱內直接進行培育、觀察及篩選，維持胚胎的好品質。需要進行試管嬰兒療程的婦女，可透過培養箱挑選最優良胚胎植入，達到懷孕成功的目標。

胚胎縮時攝影的概念源自於 2011 年，由西班牙生殖中心的 Marcos Meseguer 所提出。縮時攝影技術是指將長時間所拍攝的影像，濃縮成為短時間的影片，近年來此項技術已廣泛運用在胚胎培養的觀察。此系統是將攝影機架設在培養箱裡，再將長達五至六天的胚胎生長過程濃縮成約一分鐘的影片，來觀察人類胚胎早期發展的動態過程。對卵巢功能不良、卵巢刺激反應不佳、無法進行胚胎染色體篩檢的不孕夫婦，可利用此技術，縮時攝影培養箱也會同步運用 AI 人工智慧，以大數據來標準化評估系統，篩選出品質最好的胚胎，增加懷孕率及活產率。

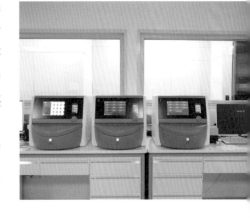

採用胚胎縮時攝影培養箱的好處：

1. 連續式的觀察胚胎，提高選擇胚胎的正確性。
2. 搭配人工智慧，挑選出著床率較高的胚胎，提高每次植入受孕的機率。
3. 減少胚胎暴露在外的時間，維持胚胎培養環境的穩定性。

2 國健署數據會説話：人工生殖施行結果報告

生殖醫學界最重要的一份「人工生殖施行結果報告」。台灣政府為健全人工生殖之發展，保障不孕夫妻、人工生殖子女與捐贈人之權益，於民國 96 年 3 月 21 日公布施行人工生殖法。依據該法第 27 條規定，人工生殖機構應通報受術人次、成功率、不孕原因，以及所採行之人工生殖技術等相關事項，由主管機關建立人工生殖資料庫管理，並定期進行統計分析公布資料。

台灣的人工生殖資料庫於民國 87 年建立，「人工生殖施行解結果報告」則是由全台各人工生殖機構（生殖中心）定期通報期間內於其機構接受人工生殖（但不含配偶間的人工授精、冷凍卵子）之個案資料，並依據此資料進行統計分析。這份報告可看出各人工生殖機構（生殖中心）的業務量，是很實際的數據庫。

目前（2022 年）最新年度為 108 年（2019 年，2021 年 6 月發布版），因為要算出活產率（寶寶懷胎十月出生）會有時間差。

另外，目前報告中的數據僅記錄冷凍胚胎，但沒有冷凍卵子的原因，估計是單身女性凍卵的社會需求是近這幾年才慢慢出現，同時冷凍卵子到受術者解凍植入的時間不一定，以致於難以統計當年度資料之故。

台灣人工生殖機構截至 110 年 12 月止，通過許可之醫療機構共有 94 家。醫療機構（大部分為生殖中心）應依人工生殖法之規定，須申請主管機關許可後，始得實施人工生殖、接受生殖細胞之捐贈、儲存或提供之行為，為維護醫療機構施行人工生殖技術之醫療品質，衛福部會定期辦理人工生殖機構之許可審查。衛福部民國 87 年至 108 年之報告亦可於衛福部網站中參考。

參考資料
108 年人工生殖施行結果分析報告
https://www.hpa.gov.tw/Pages/Detail.aspx?nodeid=233&pid=14136

我的幸福我決定——
Wan 的凍卵實記

4-3

　　凍卵是預存健康卵子的一項技術。在台灣，單身女性就可執行凍卵療程，流程只需 2 至 3 週（約 3 ～ 5 次回診），進入療程前須血液檢測。若未來需要準備生育時，可解凍預存之卵子，與配偶一起進行試管嬰兒療程。

　　凍卵流程為使用排卵藥劑誘導濾泡生長，搭配超音波檢查，等濾泡成熟後進行取卵手術，一次性取出多顆卵子，然後將卵保存在 -196 度低溫的液態氮桶內，等未來需要時使用。在台灣完整的凍卵療程費用大約台幣 10 ～ 15 萬元上下，後續每年保存費約 2 萬以內，可永久保存沒有期限。費用包含身體檢查、排卵針劑、取卵流程，且會根據個人體質、用藥多寡而有所不同。另外，凍卵手術發生後遺症的機率很低，無須過度擔心。

凍卵的流程與費用

1 | 凍卵評估（初診）

→ 初診時填寫基本資料、過去病史。

→ 院所會介紹凍卵的療程與評估。

→ 初診檢查通常是進行抽血、基礎荷爾蒙（AMH、FSH）及陰道或腹部超音波檢查。

→ 醫師看診，了解荷爾蒙、卵巢功能與濾泡之狀況。

→ 說明卵子保存的實驗室、未來卵子應用等。

→ 醫師會根據每位女性的身體狀況、症狀、年齡等的不同，來選擇適合的方式進行。

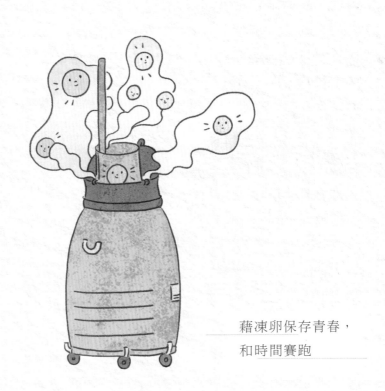

藉凍卵保存青春，
和時間賽跑

2 | 誘導排卵

經醫師評估後,在月經的第 2 ～ 3 天開始服用口服排卵藥(或合併使用排卵針),以刺激卵巢內多個卵泡同時生。月經來時的 2 ～ 4 天內做抽血與超音波檢查,進行誘導排卵療程。這時候會施打注射劑,所謂的打排卵針、吃藥就是這個階段喔。

3 | 追蹤卵泡成熟度

藉由超音波監測卵泡發育情形,並追蹤血液中荷爾蒙的變化,醫師會持續觀察卵子成熟度與大小,來決定最佳取卵時間,需精準估算再注射破卵針,誘發特定時間排卵,太早或太晚都會影響卵子取出的數量!依照個人濾泡反應及使用藥物不同,回診約 3 ～ 5 次費用約 3 ～ 5 萬不等。

4 | 取卵

經期的第 12 ～ 13 天即可開始進行取卵手術,最佳的取卵時間約在破卵後的 34 ～ 36 小時,計算方式如:晚上 11 點注射破卵針,則於後天早上安排 10 點左右取卵,取卵實際時間一般為 10 ～ 20 分鐘。

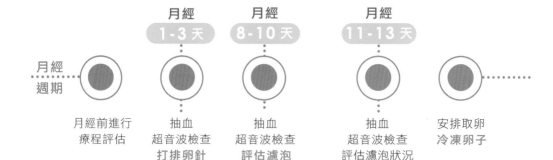

搭配月經週期的凍卵療程

月經週期		月經 1-3 天	月經 8-10 天		月經 11-13 天	
	月經前進行療程評估	抽血超音波檢查打排卵針	抽血超音波檢查評估濾泡狀況		抽血超音波檢查評估濾泡狀況若濾泡成熟可施打破卵針	安排取卵冷凍卵子

　　採全身麻醉或不麻醉，在陰道超音波的導引下取出卵子。若計算包含在恢復室休息的時間，取卵總時間每個人略為不同，約 1.5 ～ 3 小時，術後沒有傷口，也可以立即回家。費用約 5 ～ 6 萬。

5 ｜冷凍卵子

　　將取出的卵子冷凍至 -196℃ 液態氮桶內，依保存顆數不同，價錢略有差異，費用約 1.5 ～ 2 萬。

6 ｜回診和醫師討論結果

　　回診了解冷凍卵子的狀況，還有術後的身體狀態評估。

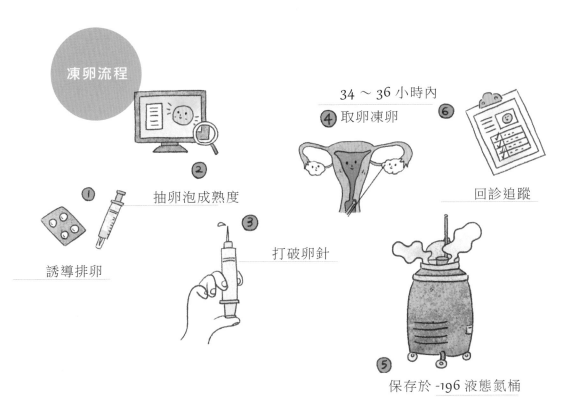

凍卵流程

④ 取卵凍卵　34 ～ 36 小時內

② 抽卵泡成熟度

① 誘導排卵

③ 打破卵針

⑤ 保存於 -196 液態氮桶

⑥ 回診追蹤

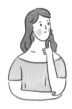

我的凍卵實記

　　決定凍卵後，週遭的朋友都很關心到底凍卵的過程為何，其實凍卵前的準備時序不太長，主要是打針誘導排卵，想凍卵必須經由醫師詳細的評估，才可開始後續的凍卵療程，若一切順利，凍卵的整個過程兩周就能簡單完成，可參考我自身的經驗分享。

初　診

　　2020 年 11 月上旬，終於來到我檢測卵實力的日子，這天也是我人生中很有意義的日子。我選擇月經來時進行檢查評估（通常建議在月經來的三天內進行，但也可以不需要），進入診間後，首先第一步先做超音波檢查，這是第一次在經期間做陰道超音波，會有點血淋淋的，好像在上演什麼恐怖片，只差沒杜比環繞音響做聲光效果（笑）。

　　如上所述凍卵前必做的二項檢查有：
1‧**抽血（驗 AMH 和 FSH）。**
2‧**陰道超音波，主要是確認卵巢功能是否正常。**

　　剛照完超音波，我立刻就可以在生殖中心專屬 app 上面看到及時的超音波圖像，很驚喜。這輩子只有照過幾次超音波，但從來沒有仔

細端詳過我的超音波照片,仔細看著手機中的黑白照片,心中有滿滿的感覺。

醫師說,因為兩邊卵巢是分開排卵,一邊卵巢有看到黃體還沒消,要再給他幾天時間,還不能進入療程,從超音波上可得知,我基本上是多囊性卵巢體質,兩邊大大小小濾泡都很多,濾泡多,也就是會有比較多的卵,大概都有十幾個。前面幾章中不斷提到 AMH,相信大家都耳熟能詳了,再解釋一下 AMH(Anti-mullerian hormone)抗穆勒氏管荷爾蒙是預測卵巢功能的重要指標,AMH 值愈高表示卵子庫存量愈足,正常女性的 AMH 值應在 2 ～ 5 之間,我記得在健檢中心第一次檢測時好像落在 4,這回在生殖中心看到報告變成 6.03,醫師開玩笑問我吃了什麼讓卵巢回春?

若 AMH 值超過 5,大多為多囊性卵巢症候群(Polycystic Ovarian Syndrome,PCOS)[2],我是因為多囊的關係數值才偏高,而多囊女孩的重大特徵就是月經不規則,往好處想,其實也是減少了每月一次的姨媽敲門(因為不規則所以好幾個月才來一次),因此更年期也來得晚,還省了衛生棉的錢!不過 AMH 值仍需與年齡搭配判讀,即使測出 AMH 偏低,35 歲以下還是有機會懷孕,若已達高齡,機率則相對較低。有了第一次的初診經驗後,醫師幫我安排了隔週回診,持續追蹤黃體。

註 2
多囊性卵巢症候群(Polycystic Ovarian Syndrome,PCOS)為女性常見荷爾蒙失調的疾病,有約 20% 的女性都受其影響,主訴為月經失調(慢性不排卵):一年少於 6 次月經,或是月經間相隔超過 35 天;雄性激素過多,因此產生痘痘多、體毛多的症狀,卵巢結構上可觀察到大小濾泡、易胖等。

　　第二次看診，就算是我這麼豁達的女子也會緊張？醫師請我抽血檢查一些初診少驗的項目，這次抽血補驗荷爾蒙、血液，HIV[3] 等，接著又做了陰道超音波檢查，確認卵巢兩邊都有圓圓的卵泡，上次的黃體也消了，可以準備進入療程。說個題外話，超音波技術員說我卵子量很多，多到可以捐卵了（這是一種稱讚嗎，哈），想到若真的捐出，內心的婆媽劇場都會出現，「原來你是我失散多年的親兄弟或姊妹」等情節，不就會真實上演？那時還笑編劇大概被外星人抓去換了腦子吧，但現在看來也不無可能？ OK ！這機率不高，如果真的擔心，國民健康署有規劃人工生殖子女親屬關係查詢辦法，可以提出申請。

　　之後，和醫師確認後，就開始進入療程，醫師幫我開了一隻長效和一隻短效的排卵針，接著批價領藥，小心翼翼捧著初次的排卵針，接下來我進入了注射諮詢室，來到重頭戲「打排卵針」，拿針戳肚皮也不是件簡單的事呢！第一次施打的人護理師都會特別安排做衛教，親切的護理師開始教你如何拿針、下針，捏起皮肉，打在脂肪上。整個流程順下來，我認為如果對生殖療程不熟悉，第一次來的病人真的會不知所措，而且打針這動作也會讓人有點小緊張。

註 3
HIV：Human Immunodeficiency Virus，又稱愛滋病毒，是一種破壞免疫系統的病毒。

　　打排卵針的目的主要是「刺激卵泡長大」，能排出更多卵子。第一次打針，護理師會幫忙，之後就要靠自己打。不知道是針太粗還是我太緊張，這針下去內心吶喊著「哎呀，好痛！」我本就是如巨石強森般耐痛的人，在這裡卻連聲唉唉叫，真希望有個人在旁對我手比愛心，來個安慰的抱抱（其實只有第一針比較痛，後面自己在家裡打就不痛了）。我狀況還算良好，等候兼休息的時間，我也沒閒著，再度上網查詢取卵的相關風險，畢竟一針打入肚子，才有比較真實的「哇！我終於在凍卵療程中了」的感覺。看到有的人在取卵後，可能發生「卵巢過度刺激症候群」，並伴隨腹脹、腹水、噁心、體重增加及腰痠等不適症狀，如果有不舒服一定要馬上告知醫師，但我相信醫師的技術，沒問題的（其實我根本還沒到取卵手術，也真的是太擔心了，哈）。

　　後來我把這段療程在社群網站上做心得分享，沒想到詢問的男生竟比女生多，我還想註生娘娘也太好客，居然把月老給帶來了，結果每個人都在關心我有沒有對象或留下如：「這麼快就放棄找男人了？」、「哇～凍卵，超級酷的！」「隔壁鄰居在上床生小孩，妳卻在凍卵？」「你不打算生寶寶了嗎？」因為去凍卵所以我勇敢？其實很多人都有這樣的奇怪邏輯，凍卵需要勇敢嗎？因為我覺得這是掌握自己生育自主權的一小步，而不是表彰自己勇不勇敢，更別提放棄找對象這件事了，反而是因為我非常重視未來的對象，甚至在不遠的將來是想要有自己的孩子，所以才要預先規劃，把凍卵這步棋排入人生中呢！有些人對於凍卵有些謬誤，我都一一私訊細心解釋，對於在社群上私訊關心我的密友，我會告訴她：「卵子的數量隨著年紀下滑是事實，超過 35 歲後再凍卵，質量已大幅降低。現在做一定比之後好，有些事早做早好，同樣越早凍卵，卵子自然品質愈好。」

自己打針我 OK，相信妳也會很 OK！

　　接下來幾天，開始自己施打排卵針，我有一個口訣是：「捏起皮肉，90 度角，對準目標，直打下去。」如果大家害怕，可以把它當成咒語，還是什麼九九乘法表，眼睛一眨就過了，我自己是沒有痛感，也覺得運氣蠻好的，反而是只有在針孔處有微瘀的反應。

　　包含第一支針，我整個療程應該只打了兩支針，第一支針就是長效型的，第二隻短效型的，三天後施打，比想像中輕鬆許多，針也很細如頭髮一樣，打在肚子的肥肉上沒啥感覺。我想，只打兩針的話，可見醫師用藥應該非常精準，因為聽聞朋友在其他診所多次施打排卵針，讓他又驚又怕，而且最後可用的成熟卵子還不多，可見用藥方式和個人情況差異好像蠻大的。

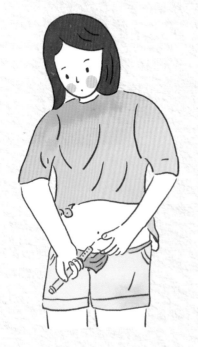

　　打完針過了幾天，內褲上開始有一些粉紅色分泌物。又過了一、兩天，開始分泌物爆多，我都以為我尿床了（？），後來詢問護理師，才知道是因為打了針劑，讓雌激素變多的關係，這時只要勤換護墊即可。

自己拖打排卵針
刺激卵泡生長

第三次
回　診

一週後又一次回診，一樣先抽血、照超音波，和驗尿（檢測一下是否有排卵訊號）。看到超音波上的卵寶寶長得超多、超大，個個頭好壯壯，原來看著自己的孩子長大是這種感覺？因為多囊性卵巢症候群的關係，兩邊卵巢加起來有 30 顆，算是非常不錯的成績哩（這樣應該一次手術就解決囉！）。

護理師問我卵泡漲大會不會不舒服，因為通常卵子多會比較容易脹氣，但到目為止我依然自我感覺良好（很幸運都沒有不舒服的感覺），因為卵巢腫大的關係，醫師和診間護理師也叮嚀我不可做劇烈運動和提重物，頓時我成了養卵女子，原本持續的重訓得宣告暫停，看來得找點針線活做做，揮別往日的女漢子形象。醫師請我 2 天後再回診，沒意外的話，希望可以順利取卵囉！

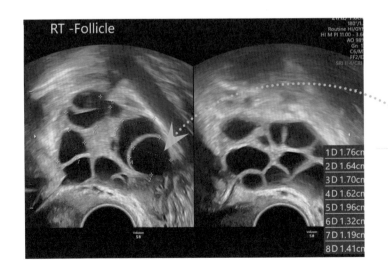

右側卵巢超音波照
可以看到圓圓的
卵泡喔！

　　因為我的狀況還不錯，醫師和我確定了取卵的手術日期，接下來便進入打破卵針的程序。

　　之前打排卵針主要是「刺激卵巢卵泡長大」，現在打破卵針，就是希望精準得知排卵的時間，讓濾泡在 34 ～ 36 小時內自行成熟，醫師才可以從濾泡中取到成熟的卵，狀態有點像結實纍纍的青色蘋果樹，透過施打破卵針（刺激素）讓蘋果變成紅色，這樣醫師才能滿載而歸採到成熟的紅蘋果（卵子）。此外，醫師也建議我開始進行大約 15 天的高蛋白飲食。

　　打破卵針後，幾個姐妹淘剛好來家裡作客，除了和朋友炫耀我的超音波照以外，也一起分享了這個難得的「打針」體驗，她們看我衣服一掀，針就直接戳下去，露出一臉驚恐表情地問：「妳怎麼沒消毒！」、「這樣可以嗎！」我還以為她們會讚嘆我下針如此快狠準，行事利落，沒想到卻是問為何沒消毒，好啦，第二針我會記得消毒。

　　聽說不少人打完破卵針後會有腹脹感，我感覺比較像吃飽撐著，倒沒太多不適，比平日脹氣的情況好太多。取卵日愈近，心中的踏實感也愈深，彷彿人生的清單又完成一件，空氣都變得清新。

　　取卵的前一天，肚子的狀況都蠻好的，打完破卵針，晚上 9 點多吃完藥，12 點之後就要開始禁食，連水都不能喝，等待後天取卵日的到來。

黃道吉日凍卵時，把取卵當作專案來執行

不少人剖腹生小孩時會特別選時辰，希望兒女將來飛龍（鳳）在天，我是比較相信自己，沒管農民曆有沒有相沖，沒去廟裡擲筊，更沒有求神拜佛弄個平安符，只要心情愉快、有空檔，任何時辰都是黃道吉日、諸事大吉。進手術房並沒有感到特別緊張或害怕，我把它當既定工作的專案來執行，還有點微興奮感？

終於到了取卵當日，進手術室前要更換手術服，內衣褲要全部脫光，在那之前還要做麻藥諮詢，撰寫同意書，也要驗尿，確認排卵的荷爾蒙訊號。之後就進手術室，手術台是像產婦生產時使用的開腳式手術台，因為做療程時，要同步使用陰道超音波，進行陰道消毒時，有時候也會使用鴨嘴鏡（聽起來好像很可怕，但其實是內診常見的器具），那時候我已經在鎮靜處置中，就沒有特別有印象，睡著了，睡著前幾秒還在和護理師抬槓，聊聊枕頭高度以及躺起來的感覺。

手術時，醫師會將超音波探頭放進陰道，取卵針從陰道進去後，戳破陰道內壁，直接進入卵巢吸取成熟的濾泡，再從濾泡液將成熟卵子取出，最後放進實驗室冷凍。整個手術過程約 20 分鐘左右，因為我的卵顆數多，需要鎮靜處置，如果卵少的話就不需要，據醫師所說如果高齡只有一顆卵，可以很快速的進行取卵，有時在與受術者聊天中就會結束，根據患者意願且和麻醉專科醫師諮詢後，其實取卵也不一定需要做鎮靜處置，術後的傷口也如針孔般，無需特別進行縫針。

不過，凍卵畢竟是一項手術，還是有一定風險及衍生的副作用。

有些人取卵手術後可能會出現輕微出血或是不舒適的感覺。極少部分的人可能會產生「卵巢過度刺激症候群（OHSS）」，通常在 7 ～ 10 天內會逐漸改善。對我而言，有件比較尷尬的事，就是平日偶爾會一起開會討論公事的護理師姐姐們，會看到我光溜溜的屁股，希望他們會覺得我臀型緊致、曲線窈窕給予讚賞，畢竟我三不五時會在健身房走跳，如果沒有，也不用特別告訴我，謝謝。後來想想姐姐們每天看超過 100 個屁股，應該早就見怪不怪了～畢竟是我的初體驗，才放在心上了（笑）。

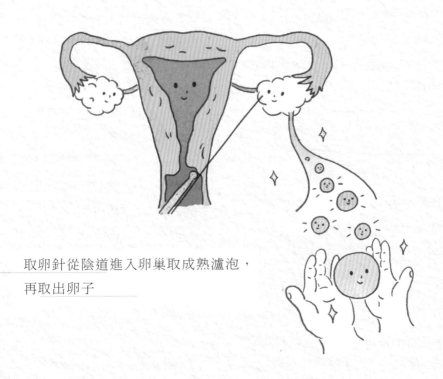

取卵針從陰道進入卵巢取成熟濾泡，再取出卵子

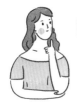

凍卵的術後感想

　　術後醒來，我已經在恢復室的床上，頭有點暈，下腹有悶痛感，像月經來或被人打了一拳，雖然我沒被揍過。疼痛度若以十分計算，大約落在3.5分。貼心的護理師每10～15鐘就會進來確認血壓和狀態，確定我沒有頭暈，並施予止痛藥。醫師幫我打高蛋白與生理食鹽水，他解釋打破卵針會流失水分和蛋白質，術後都需補充，直到有尿意為止。想排尿時就要帶著點滴架去上廁所，解尿的時候有一點酸痛的感覺。解尿完之後，沒什麼問題就可以換衣服回家。這一次取了26顆卵子，十分不錯的成績，以我三十出頭的年紀而言是很夠用，或許是年紀的關係，卵子圓潤完整沒有破碎，有2顆還沒成熟，將在實驗室培養1天等待成熟，之後就可以和其他的兄弟姊妹進入零下負196℃的液態氮中冷凍，永遠的凍齡！（為什麼我有點羨慕？）

　　取卵術後，要像坐小月子般保養，多吃高蛋白飲食，術後診所也有提供溫熱的雞湯粥，我的胃口不錯，所以很快就把雞湯和粥吃的差不多了，並和護理師約好下次回診時間是隔週。回家後，護理師打電話關心我當下狀況，做術後確認。因下腹仍有月經來時的那種悶痛感，術後幾天我是能坐就不站，能躺就不坐，完全進入一個廢人狀態。取卵殘留的濾泡顆粒細胞會轉成黃體，卵巢會比較腫大不適合進行劇烈運動，就算一般運動（提重物）也要避免，以免發生卵巢扭轉以及黃體破裂的狀況。我的身體狀態在隔天已經減緩很多，解尿的時候也不會酸酸的，復原情況都不錯。

　　過幾天護理師和我回報，我所取到的26顆卵，有4顆未熟卵子

中，有 2 顆被實驗室培養到成熟（感謝實驗室的胚胎師），有 2 顆不熟自然萎縮就沒有冷凍了，所以之後實際冷凍的是 24 顆卵，這裡就呼應了前面說到的催熟蘋果的故事，如果醫師技術和用藥精準，準確的觀察卵子成熟度而決定最佳破卵和取卵時間，才能獲得最多的成熟卵子，因此我的狀態算是很不錯的，也可以透過「卵子的成熟比例」來了解醫師的技術是否值得信賴喔！

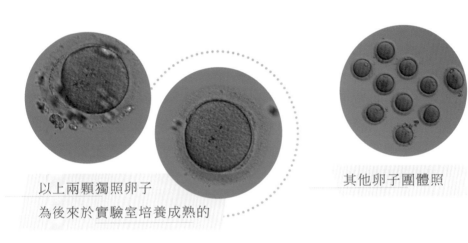

以上兩顆獨照卵子
為後來於實驗室培養成熟的

其他卵子團體照

-Tips- 取卵後的保養

- 需多休息，不提重物，臥床 48 小時。
- 多喝水，每日至少喝 2000 ～ 2500cc。
- 多吃高蛋白、易消化的食物如鮭魚、鱸魚、大豆和奶類、雞湯等。
- 補充維生素，如維生素 C、E、葉酸。
- 避免高鈉飲食。
- 避免劇烈運動或性行為。

　　取卵時間在週六，剛好接續週末在家休息躺了兩天，週一恢復正常上班，晚上和朋友一起聚餐，大啖牛排（優良蛋白質）飲食沒有任何限制，朋友覺得超羨慕，因為她也去做了凍卵手術，但狀態卻有點糟，不但有腹水、想吐，還有熱潮紅等症狀，在家躺了數週卻下不了床，聽她說雖然取了不少的卵（30 顆以上），但感覺是機構的用藥和療程安排不夠精準，導致後來的後續反應很劇烈。

　　她跟我抱怨：「早知就去妳那裡做凍卵手術了！」所以我特別強調，凍卵前評估院所的重要性，但也只能安慰，吃得苦中苦，方為人上人（誒？這句成語好像不是這樣用的，果然很不會聊天）。雖然我沒有歷經她那樣痛苦的術後休養，痠痛和脹氣還是有一點，但這和胃脹氣又不太相同，就是肚子鼓鼓的，會被讓座那種。

　　過幾天再度回診照超音波，我的卵巢從一般的荔枝大小變成 10 公分左右，是原先的兩倍大，不過醫師只用了三分之二的藥量，算是精準，我沒有太多的不舒服，頂多就是脹脹的感覺，東西吃不大下而已，只不過有時彎腰穿襪子會卡卡的，肚子也有點無力，有人取卵後只能辛苦地坐著睡，我的話就是側睡即可。還曾在某一日歷經了身體不能動的狀態（很像是抽筋又不是抽筋），像被什麼壓制住，腦中流轉著各式恐怖電影情節，真是搞笑。但最多的還是有幾次起床後身體微痠，或是半夜因腹脹而睡不好，我猜可能是卵巢腫大造成的不適，後來我聽建議把枕頭做成三角錐狀墊高睡去，就沒有太大問題了，也可以一覺到天亮，如果有人也有相同的困擾，不妨試試。

我在手術後兩天，就跳來跳去亂吃東西，所以整體的體驗還是好的吧！基本上沒有太影響生活作息和日常工作。後來月經報到後就改善很多，醫師說那是因為雌激素代謝掉了。

　　通常生殖中心會設立自己的胚胎實驗室，將取出來的卵子利用玻璃化冷凍技術，將卵子保存於 -196℃液態氮桶內，待未來使用。目前台灣人工生殖法規對於卵子等生殖細胞保存期限為 10 年；若保存超過 10 年後，仍可以取得書面同意後延長保存。

　　凍卵是一個彈性保留生育的選擇，並非無限延期生育。若未來想使用冷凍卵子懷孕，就需透過試管嬰兒（IVF）的方式懷孕，也就是說，卵子將來的使用方式，須和有婚姻關係的先生之精子進行體外受精，爾後再將胚胎植入子宮，完成後半段的試管嬰兒療程。醫師在凍卵諮詢前，也會評估凍卵者年齡，畢竟高齡凍卵後的懷孕成績，不如年輕女生理想。諮詢凍卵者時，若對方有結婚打算，醫師一般會建議婚後趕快積極生小孩就好，不一定要現在急著凍卵，若是結了婚也不打算馬上生育，另有規劃，比如還想繼續享受兩人世界，那除了凍卵之外，也可以選擇「冷凍胚胎」。冷凍胚胎和冷凍卵子的差異就是，將取出的卵子和精子結合變成受精卵之後進行冷凍，未來需要使用時，只要直接植入解凍的胚胎即可，不需要像解凍卵子一樣另行受精囉。

　　卵子會隨著年齡老化，盡「早」處理絕對比兩年後來得適當，不論單身或是已婚但暫時還沒有計劃生育小孩，都可考慮將凍卵排入人生規劃，其實就算不凍卵，了解現在卵子的數值狀況也是很重要的。

　　在我凍完卵後，有不少朋友問道，如果日後沒有用到這些卵子，會不會覺得白費？我覺得這就像買保險，每個人都應該要把人生階段規劃清楚，凍卵考量的重點應該不只是「我未來想生小孩，留點期待」這麼單純，為自己先做好保障，了解凍卵的各個面向，如有生子打算，更應優先考慮將來之生育及經濟規劃。如果預存的卵子用不到那很好，但妳知道永遠有後援在那裡備著，就是擁有選擇權的人，更何況保險不一定要用到啊！

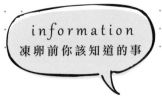

我需要凍幾顆卵？

卵子的品質與年齡成反比，為了提升卵子解凍後的成功懷孕率，年齡越大則需要儲存的卵子就愈多。若以年齡來區分的話，想要成功懷孕，建議需要冷凍卵子的數量，可以參照下面的表格

年齡	建議的凍卵數量（50%～60%機率生下一個活產寶寶）
<35 歲	10～15 顆
35～38 歲	15～20 顆
39～40 歲	20～30 顆
41 歲以上	30～40 顆

上表為一般統計數據，實際需要儲存的卵子數目因人而異，可以跟醫師諮詢你的個人狀況與需求而決定，也因每個人身體狀況不一，每次取卵數量不一定，至少希望有上方表格上的數量，若 35 歲以下女性第一次取卵只有 10 顆，通常醫師會建議再做一次取卵，取足到 15 顆以上較佳，隨著年齡的升高，冷凍卵子數量愈多，保護傘愈大，懷孕機率自然會提高。

　　年輕女性通常取卵一到二次就可以取到足量的卵子，以 30 歲女性來說，單次就可以取得 10 至 20 顆卵子，但高齡者不僅需要的卵多，可能一次僅能取到 5 顆卵子以下，為了足量的卵需要「多次取卵」；年紀愈大，健康卵子數也愈少，染色體正常的胚胎也會下降，或成熟卵子的數量也少，因而成功生子的機會自然跟著降低。再來，若以獲得 20 顆成熟卵子來計算，35 歲女性生下至少一個寶寶的機會是 90%；38 歲女性的機會是 69%，40 歲女性的機會是 51%。當然，這數據也會因不同中心和醫師的處置而有所不同，但顯而易見的，年齡是生育的至要關鍵。

　　此外，凍卵算是一種預防措施，其實沒有哪個年齡一定不能凍卵，高齡一樣也可以，只要有凍就有機會，儘管本書談的較多的是育齡女性因追求事業而先行凍卵，但就另一個角度來看，如有生殖系統疾病、免疫疾病、惡性腫瘤、高背景污染（如雙酚 A、塑化劑、空氣污染物、戴奧辛），也適合考慮。生殖冷凍技術已經是一項發展成熟並安全可靠的技術，若有此需求者，不妨以從年齡、疾病和生涯規劃來安排。

女性健康生活的新科技 ——Femtech

　　凍卵是一個隨著時代進步才出現的生殖科技，在早期，凍卵是為罹患癌症或其他病症的女性所採取保存生育的方法；現在，則成為女性掌握未來、保留生育選擇權的主動機會。從過往年紀大而不得不的最後選擇，轉變為年輕女性積極主導自己未來的時代宣言。

　　隨著現代醫學和技術的前進，除了凍卵還有很多新科技是為女性導向設計，這裡也和大家介紹可以幫助女性健康的 Femtech。Femtech 是女性（Feminine）＋科技（Technology）的縮寫，意指影響並改變女性生活與需求的新創科技，如女性性生活的愉悅與舒適、孕期運動、女性經期和生理週期的管理 app 等。

　　Femtech 是鎖定在女性的新創產業，呈現爆炸性的發展，據美國 Frost & Sullivan 研究顧問公司的預估，全球女性科技市場可望在 2025 年成長至 500 億美元。在日本，女性因為生理期的種種不適所造成的經濟耗損，一年可高達 7 千億日圓，如此龐大的數據，被視為可以轉換成千億的商機，過去女性難以啟齒的生理問題，從禁忌話題變成極具潛力的新創產業，了解這些產品和產業也是很有趣的。從少女到育齡和產後的各種神助功，過往令女性煩惱的問題皆能發展成為商品。

　　投入 Femtech 的創業者不少來自女性，因為女性更能理解自身的需求與喜好，近期隨著社會趨勢的改變，關注的議題也延伸到導致不孕與月經問題的婦科疾病上，目前 Femtech 大部分的產品為消費性產品，除了生殖醫學相關的議題，將科技運用於不孕症治療、還有胎兒監視、婦癌檢測、生育率、性健康、生殖系統保健、生育監測設備及懷孕、母嬰護理等，有關女性健康福祉的各方面都有所成長，利用科技讓女性在使用上變得輕鬆便利，其中，又以生殖監測和母嬰追蹤的 App 為最大宗，主要面向之市場為婦女健康市場。以下將介紹幾款目前 Femtech 的趨勢產品：

1 | 經期月曆 App：小月曆＆小暖健康

　　由香港公司 ABISHKKING LIMITED 研發的「小月曆（女性日記｜Period Tracker）」App 或是由台灣團隊開發的「小暖健康」都是專供女性使用的生理期記錄軟體，可選擇以日曆或月曆管理。資料輸入後會自動計算排卵日與生理期。「小月曆」會根據經期計算出女性的受孕指數，根據體重與基礎體溫數據可製成圖表，充分了解身體的變化，是追蹤經期、排卵、懷孕機率的實用月曆，只要輸入第一次的經期日

期，即會自動預測下次經期的時間，還有經期提醒，可計算受孕期與每日懷孕的機率，記錄體溫及愛愛的時間、甚至是心情、分泌物的狀況都有模板可使用，是一款現代女性使用起來非常方便的 App。而「小暖健康」還附加衛教訊息希望從認識子宮卵巢開始，由內而外地提升健康知識，類似的 App 已變成現代女子必備、實用工具！

 小月曆（女性日記）

 小暖健康

2 | Wearable 穿戴裝置：Ava 手環監測基礎體溫值

Femtech 的另一趨勢是透過穿戴式裝置獲得人體數據，並應用於健康保健上，了解身體指數，如壓力、血壓、心跳和身體水分是否足夠等，大家常見的品牌有小米、Fitbit 等等以運動為主的產品類型。

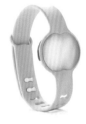
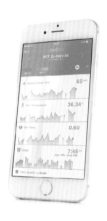

而瑞士公司研發的 Ava 則是面向生育監測的手環產品，Ava 是已經通過美國 FDA 的許可之醫療級穿戴裝置，透過在經期間每晚睡覺時戴著手環，傳感器 Sensor 可準確追蹤生理週期和黃金排卵期。穿戴式產品 Wearable 可讓傳統在固定時間使用溫度計測量體溫的過程簡化，演算法也可以作出準確的預測數據。

多多參加講座吸收新知，
也能了解時代流行趨勢

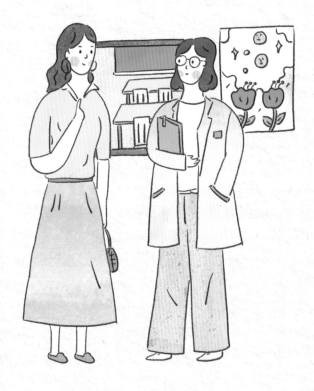

3 | 盆底肌訓練儀：Elvie—你的私人教練

為了促進床上生活的美滿，解決女性產後漏尿和陰道鬆弛的情況，產科醫師會建議進行凱格爾運動，來自於英國設計的 Elvie，是專為女性設計的凱格爾及骨盆底運動追蹤記錄器，一種特殊穿戴在陰道內的產品，而 Elvie 內建的感測器就可以協助訓練這些肉眼看不到的盆底肌肉，判斷是否以正確的方式訓練骨盆底肌，教導女性如何收緊陰道肌肉，改善骨盤等問題。有不同難度等級，可循序漸進地學習使用。Elvie 團隊我在英國也有數面之緣，他們致力於婦女健康，是想把現代女性打造成超級英雄的熱血公司，這兩年還推出了 Elvie Pump，女性行動靜音擠乳器，彰顯女性在哺乳上的權利，時尚而且巧小的外型，讓媽媽隨時在外都可以使用。

4 | SexTech 情慾健康相關產品

疫情拉開了人與人之間的連結，卻讓身邊人的關係變得更緊密。這數年間，FemTech 中也有以女性情慾相關為主軸的產品投入市場，教導女性使用者如何解決性事的各項問題，不論是如何達到性高潮或以健康心態探索自己的身體，相關產品皆已開始以時尚的不同形象問世。而 SexTech 情慾科技也應運而生。我在加入生殖領域之前，曾在

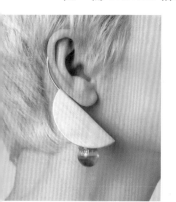

英國的創業公司也屬於 SexTech 領域，當時便是以女性探索感官愉悅為方向創立 Wisp，從「令人愉悅的科技」出發來改變親密關係的新領域，開發能夠穿戴的「感官珠寶」，透過各式觸覺感官深入探索自己的敏感帶，提升「幸福體驗」，創造情侶互動與生活情趣的機會，也能幫助男性對女性多一份理解和體貼。

　　同樣來自於英國倫敦的 Mysteryvibe，也是從情慾健康生活出發，研發一款很特殊的情趣用品 Crescendo 迷情脈動，客製化按摩器，男女都可以共用，能促進情侶床上的情趣互動，提供每位使用者專屬的私密體驗。情慾健康，或說兩性關係也是女性大健康的一環，如果從生殖領域來看，更是重要的「前哨戰」，畢竟在擁有自己的孩子之前，也必須具有不錯的夫妻關係，維持良好互動就成為重要的事情了。

Elvie

www.elvie.com

Wisp

www.wisp.me.uk

Mysteryvibe

mysteryvibe.com/

Wan 觀點

　　Femtech 女性科技是這幾年才出現的新語彙，訴求女性需求。Femtech 大多以生育、懷孕和護理、性健康以及生殖系統保健為主，Femtech 的未來發展，除了全面建立女性需求，藉由科技讓女性更輕鬆了解自己的身體之外，進而擁有良好的生活品質。利用科技之便掌握自己的健康，甚至成為大家討論的話題，我更樂見 Femtech 提升全球女性福祉，帶動女性科技行業的崛起，成為值得期待的新興產業。

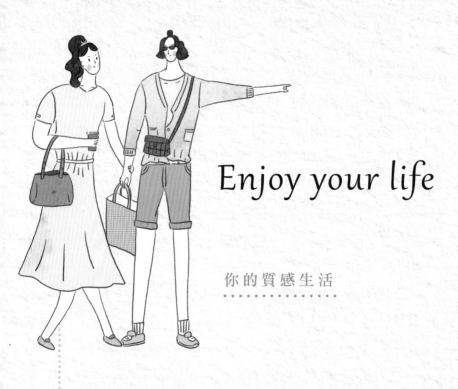

Enjoy your life

你 的 質 感 生 活

很多人強調質感、有品味的生活態度，究竟增添生活中的質感從何處而來？有人說，儀式感是生活沉澱下的幸福之味，在有限的條件下，追求美好的生活而豐富自我。提升生活品質和日常儀式感，是常被討論的話題，現代女性對此日漸重視，追隨品牌，更樂於享受創造生活的價值。她們深信：儀式感不在遠處、不在未來，是在眼前與當下。投入過程，喜歡自己的生活即是儀式感帶來的意義。

追求生活細節，用心感受每個片刻，非潦草湊合地度過每天。即使只是一份早餐，也認真擺盤，計劃均衡飲食、閒暇插花、手作小物、瑜伽、冥想等，把生活的美好片段，當成正在進行一趟獨特的旅行。

懂得儀式感的人，把單調變得精采，用心之後體會
尊重。

質感生活不一定要花費大量金錢，較是在討論生活
和心靈的追求，體現過程和感受而非結果。為自己
進行減法生活，隨心情與場合做適當裝扮，保持運
動、閱讀的良好習慣，對未來有計劃的安排，相信
自己可以擁有更好的，並為此精進。

尊重自己的生活也是一種儀式。規劃讓在生活與人
生的選擇上呈現精采多元，豐富各方面的知識和心
靈補給，對生命抱持熱愛，把每一天都過成自己想
要的樣子。我想，擁有理想中的質感生活的人，會
呈現出一種清爽豁達的樣貌，活得愉快，享受生活。
憑藉這樣的方式找到內在安定的力量，知道如何看
重自己而不委屈，為未來的幸福生活做出改變，而
非被生活推著走。

妳，擁有自己想要的質感生活，並向未來邁進嗎？
為下個階段做好安排，有無後顧之憂的動力持續拚
博，知道自己所想，實踐內心的需要。之前篇章若
能讓妳興起一絲想規劃未來的念頭，建立從內而外
的健康生活、創造夢想的儀式，以下章節將從凍卵
的生理、心理準備步驟，循續漸近地為大家提供全
方位的「身心靈保養法」。

Chapter

— 5 —

提升卵實力的
身心靈保養術

5-1 凍卵心理準備

　　每個決定凍卵前的女性，通常都會歷經一段思索、猶豫、考慮、最後終於決定行動的過程，這個階段可能短至幾週，長則數年。就我所知，決定凍卵的內心準備往往比身體的準備來得更困難。妳也許豁達，也許會突然糾結、焦躁、不知道如何是好，或是不清楚怎麼和家人與好友開口，因為連自己都會三心二意，舉棋不定。

　　電視劇《三十而已》，其中有句話是這麼說的：「唯一不擔心後路的方式，就是把前路走得更長。」這段話放在凍卵前猶疑不安的心情狀態上也非常適切。凍卵何嘗不是如此，若早早就已經準備周全，當面臨抉擇時，就不會無路可退或處於沒有選擇的窘境。

　　一過 30 歲，不論男女都會意識到下個階段要考慮結婚、買房或安頓、生小孩等種種規劃。女人從出生開始，卵子便開始消耗與減少，年齡是影響生育的重要關鍵，年齡愈大，卵子品質愈差，時間是卵子最大的敵人。如果想在事業上一展抱負，卻沒有為未來留下後路，是非常可惜的。

　　凍卵這項生殖技術由來已久，但一直到近幾年間才廣為人知，形成話題，也讓不少育齡中的女性了解自己可以藉此掌握生育選擇權，讓自己有機會放手追求事業和理想，若一時無生育打算或尚未遇見 Mr. Right，也可在未來改變想法時保留選擇空間。不過，在下定決心凍卵前，也許常會在幾個考量點中猶疑，像是：

1‧凍卵費用感覺很貴、我如果去凍卵，就真的會成功嗎？
2‧如果我凍卵了，但未來用不到這些卵子是不是很浪費？
3‧現代科技進步，如果身體保持健康，未來要懷孕沒那麼難吧？
4‧家人認為凍卵手術的風險太大……。

　　又或許是一句「妳還年輕未來無限可期，不需要這麼做！」讓身邊不少女性友人不斷在這些問題上來回糾結，以致蹉跎時光，等到下定決心走進生殖中心時，才發現自己能凍卵子已經少之又少，或是品質變差。關於這些疑問，提供一些簡單的建議供大家參考。

-Q&A- 關於凍卵的常見疑問？

Q1 凍卵的費用問題？

A：凍卵的平均費用大概是手術部分約新台幣 10 萬元，之後還有年度保存費約 5,000-10,000/ 年，而大部分的機構在前幾年的保存費都有優惠。這個費用和一個名牌包或是歐洲十日遊的費用相差不多，CP 值相對高，因為時光無法倒流，若有此計劃的女性可事先做好相關規劃。

Q2 凍卵了，就一定會懷孕成功嗎？

A：不一定，可當作是生育保險的概念。保險是不要用到最好，沒使用到保險代表沒有發生不好的事情，也可以根據情況打變化球，例如：第一個寶寶自己自然生，第二個寶寶用超前部署冷凍好的年輕卵子，未來懷孕機率是高的。

Q3 凍卵了，未來用不到是不是很浪費？

A：人會改變，以前不想生孩子的未來可能會想生。凍卵與風險控管很相似，保障事件發生的「可能性」與「變動性」，及其發生後可能遭致的「損失」。很多人說凍卵是種類保險，是「透過『保障』彌補『風險』所造成的可能遺憾」，讓保險產品替你承擔未來可能無法承擔的風險，保持餘裕，也能有一個彈性選擇，往往妳以為和自己無關的生殖二三事，其實還是息息相關的。若真的未來不想使用，也可以隨時銷毀，或是捐贈出去作為研究用途。

Q 4 身體保持健康，未來要懷孕沒那麼難吧！

A：以時間來討論的話，男女的考量點會不太一樣。身體健康是基礎，但不等同於卵子也同樣健康，年輕的身體不一定有卵子，有卵也不代表卵子品質好，所以還是儘早去檢查吧。若有生育期待還是愈早計劃愈有利。在生殖中心工作後，因為常常看到臨床案例，同事們都陸陸續續備孕、凍卵、生子，一年中有 10% 的同事都懷孕生小孩了！我們常笑說，這也許就是在醫療環境中工作，可以超前部署的優勢。

Q 5 家人認為凍卵手術的風險太大？怎麼辦？

A：任何手術都有其風險存在，重點在於事前了解和溝通，保持正向心態並用專業知識來說服。現在科技進步，冷凍技術先進，只要找到適合自己的機構，倒不用太擔心手術風險。主要還是要維持正向心態，凍卵畢竟是一項侵入性的手術，在決定前，難免有諸多疑慮，如凍卵是否會對人體產生副作用與後遺症，讓還沒開始凍卵就為自己帶來無形壓力，所以事前做好了解，與醫師諮詢溝通才是正確的做法。不過，雖然凍卵這項手術在現今來說非常安全，副作用也不是每個人都會發生，但因為打針刺激排卵、取卵等療程，有極少數女性可能會因凍卵而產生卵巢過度刺激症候群（OHSS）的副作用。

如果查詢過凍卵的相關資訊，應該會聽說過卵巢過度刺激症候群 (Ovarian hyperstimulation syndrome, OHSS)，OHSS 是在療程中使用針劑刺激卵巢，以利後續取卵，有極少部分的女性會因為反應較為激烈，可能出現腹脹、食慾不振、尿量減少的情況。

較易有 OHSS 風險之族群

1 · 以往有發生過 OHSS 狀況。
2 · 多囊性卵巢症的婦女。
3 · 卵泡數過多（>20）。
4 · 促性腺激素（gonadotrophins），血清動情素過高（E2 > 4000pg/mL）等相關病史。

如何緩解及注意事項

若症狀較輕微者，不用處理也會自然消退。當發生 OHSS 時，請與原治療醫師聯繫並進行評估處置。此外，生活上也有幾點注意事項要留意。

1 · 避免走動、激烈運動。
2 · 請多休息，建議躺臥，能增加腎臟血液灌流，以利多餘水分排出體外。
3 · 觀察並每日記錄體重和腹圍的變化。
4 · 確保有補充足夠的飲水，不要口渴時才想到喝水。
5 · 注意營養均衡，建議採高蛋白飲食。更詳細高蛋白食譜可參考 5-4 的〈術後飲食：高蛋白營養食譜大公開〉。

　　以上是凍卵時最常提出的問題，當初決定寫出自己凍卵的經歷，獲得第一線醫療同仁們的鼓勵與支持，也希望以客觀角度來告訴大家，與其在煩惱迴圈中，再三詢問親朋好友的意見，不如靜下心來聽聽自己的聲音，接收過多建議只會永無止盡地在原地跨不出去，有時候，妳只是需要「行凍」而已。不妨先設想目標實現的結果會給妳帶來什麼？是要繼續和時間賽跑，還是改變自己的步調？行動最大的困難處就在於執行，只要訂下時間、地點，事情就會變得簡單許多。

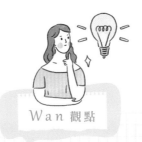

Wan 觀點

決定凍卵了，怎麼和親朋好友分享呢？凍卵如一般的醫療行為，不是難以啟齒的事情，但往往講到凍卵、婦產科就會被聯想到不好的方向，可能會遇到不清楚這項技術的人詢問「為什麼不早點結婚呢？幹嘛這麼麻煩？」「可以直接生小孩就好呀？」這樣的問題，若自己心態不夠正面坦然，如何讓旁人了解凍卵可為未來人生做完善的保障呢？這時需建立正確的心態，唯有堅信是做對的事才不會隨之搖擺。

年齡與生育力息息相關，卵子數量會隨著年齡逐漸下滑，年輕卵懷孕率高，不妨試著以專業的醫學數據向家人親友提出明確的證明。軟性訴求方面面，可說明不必再為了生育倉促結婚生子或被婚姻綁架，還能完成專業進修或工作追求，讓親友們明白凍卵的好處。

凍卵前的健康生活提案

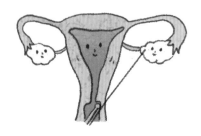

　　想凍卵，除了年齡因素，也要好好關注自己的內在美「卵巢」。有好的卵巢，才能產出美美卵子，很多女性注重外在保養，希望自己看起來年輕富有魅力，頻頻在醫美花費大量金錢，卻疏忽了卵巢若保養得好，看起來就不易老，因為只有卵巢功能維持正常，才會讓女性荷爾蒙、雌激素的分泌正常，進而影響膚質與膚色，假使卵巢功能不佳，影響的層面會比想像中更大，不但會讓皮膚差、鬆弛、氣色差，還會身體臃腫、陰道乾澀，如果又是不良的生活型態，會加劇「卵巢早衰」的速度。

　　無論要不要凍卵，都須好好保養妳的卵巢，讓卵巢製造出健康的卵子，35 歲的「卵實力」分水嶺是一個參考值，年齡是影響卵子品質最重要的因素之一，但透過均衡飲食、運動及營養補充來保養卵巢，依然能有效改善卵子品質。首先，你可以從維持正常的生活作息開始，接著慢慢培養固定的運動習慣、吃得好、吃得正確、維持正常的 BMI 體態，還有適度紓壓都是需要特別關注的事情喔！

保養卵巢、養卵六大攻略	
控制 BMI	18~24 正常區間
維持均衡運動習慣	每週居家運動＋彈力圈
規律作息不要熬夜	保持健康生活的心態
補充營養素	CoQ10、DHEA、白藜蘆醇、肌醇、葉酸維生素 E、維生素 D
適度紓壓	正念冥想、放鬆、維持紓壓習慣、聽音樂、到戶外走走
搭配養卵食譜輕鬆吃	多食用天然蔬果等原型食物

註 1
更多營養素之說明請參考 5-3

控制 BMI，維持良好體態
. . . .

想要凍卵，控制身體的身體質量指數（Body Mass Index，BMI）也很重要！世界衛生組織（WHO）建議以 BMI 來判定肥胖程度，BMI 指數愈高，罹患肥胖相關疾病的機率也高。因為肥胖或體重過重，會導致女性的月經異常及排卵問題，也會影響生育。其實，BMI 無論過高、過低，都會影響女性的卵子品質和未來的胚胎存活率，

你的 BMI 正常嗎？ BMI 與卵實力大有關係

身體質量指數（Body Mass Index，BMI）計算公式
＝ 體重（公斤）／身高（公尺）²

過輕	正常	過重	輕度肥胖	中度肥胖	重度肥胖
< 18.5	18.5 ～ 24	BMI ≧ 24	≧ 27	> 30	35 以上

不正常的 BMI 也會對內分泌帶來不良影響，可能造成排卵異常或排卵量少，因此，研究顯示在接受生殖醫學療程（如凍卵、人工授孕、試管嬰兒）中使用排卵藥時，會因為體重高低等因素，提高藥物劑量來達到療效。有體重問題的女性，子宮內膜的環境通常較差，過重者在懷孕後的併發症，如妊娠糖尿病、高血壓、未來流產率都偏高，因此，如果想要有不錯的卵子量，凍卵前，特別要注意維持自己的 BMI 指數。

量身打造屬於自己的運動習慣

．．．．．．．．．．．

適度規律的運動，不但能增加受孕的機率，維持健康體態，也是培養好卵子重要的一環！運動幫助排毒，增加體內激素的循環與平衡，而且在過程中產生的腦內啡，能幫助紓緩壓力。然而，你是否遇過常常好不容易下決心辦健身會員卡或是已經物色好運動中心，卻遲遲不敢踏入，或是看著那些很厲害的器材不知要選哪一個，或工作太累，只想回家躺平沒力氣健身。這樣的你，即使遇到疫情不能出入健身房，不妨可以試試在家運動，為自己建立起規律的運動習慣。

1 | 設定一個明確目標

有人健身是為了雕塑身體曲線或是健康導向、維持 BMI、減輕壓力等，運動目的不同，方向自然不同。不管妳是哪一種，都要先設定目標，比如喜歡哪個偶像明星的身材，當腦中一有怠惰發懶的念頭，或是非常想放棄的時候，趕快拿出偶像的照片，幻想再堅持下去就會和對方一樣，向自己信心喊話一下。

2 | 開始就是成功的一半

三心二意不知該不該行動時，就不用再想了！最好的方式就是換上運動服、穿上球鞋，帶著水瓶和毛巾，直接走進健身中心。讓自己進入運動的氛圍和環境中，一走進運動的環境，看到大家認真揮灑汗水的模樣，這樣的氣氛也有助於激起鬥志，而不是在家掙扎半天，最後打開 Netflix 看起影集。

3 ｜找專業的來，或是呼朋喚友

健身菜鳥剛開始接觸器材時，難免心生膽怯，建議可請專業教練指導正確動作，或揪朋友一起訓練，透過同儕力量互相幫忙注意姿勢、確保安全性，有伴的情況下也能好好督促彼此，降低半途而廢的機率。

4 ｜先熟悉固定式器材

對於初學者來說，固定器材如跑步機、滑步機較好上手，而重量式的訓練如槓鈴、啞鈴等，冒然使用容易受傷，因為新手對自己的重量握舉能力還不熟悉，抓不到肌群的正確發力方法，建議從輕重量或是不額外加重量的器材練起。

5 ｜選擇團體課

有些人看到重訓就會害怕，覺得困難外又擔心練成金鋼芭比，但其實要長出肌肉沒那麼容易，真的不用先煩惱這些。不妨以團體課來試水溫，看不懂課程內容可以多方詢問，先找到自己有興趣的，抱著開放的心態參加，說不定就產生了動力。

6 ｜安排休息日

運動也是要安排休息日的，畢竟我們沒有要去奧運拿金牌，不需要設立過高的目標，好比短時間內長出六塊肌、體脂大幅下降等等，可能會導致效果不如預期，失去信心。以新手來說，培養運動習慣更重要，可按照自身情況安排每周至少三次的規律運動就行。

適度規律的運動

也是培養卵子很重要的一環！

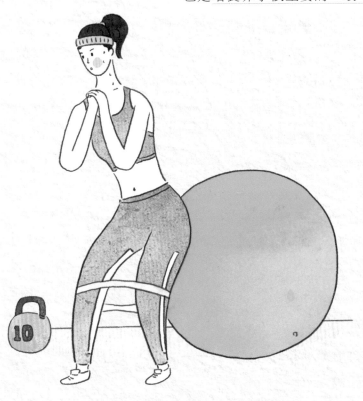

「當你覺得思緒混亂、心情煩躁的時候，就投入運動吧！」運動訓練可以舒緩原本的緊張、焦慮、抑鬱或憤怒等情緒，並且還能帶來愉悅的感受。以科學角度來看，長期維持運動習慣能改善人際互動、憂鬱、敵對、偏執等負面感受。若是懶得出門運動？別擔心，你可以利用簡單、便宜的居家運動好幫手「彈力圈」，幫妳在家輕鬆動起來，圈出美型身材。

彈力圈（resistance band），是有彈性的環狀帶狀物，通常由乳膠、特殊纖維等材質製成，最初是使用在傷後復健。彈力圈依不同磅數、材質和長度可分成不同等級，透過訓練過程中產生的阻力進行拉伸，讓肌肉收縮，達到訓練效果，記得在開始訓練之前，先確認適合自己的彈力圈磅數，若是初學者，先從微量或輕量級的拉力磅數著手，一步步循序漸進，才能事半功倍。

彈力圈可分為幾種等級，本書以微量（粉紅色）和輕量級（粉綠色）為主，在居家運動中較適合女性使用。

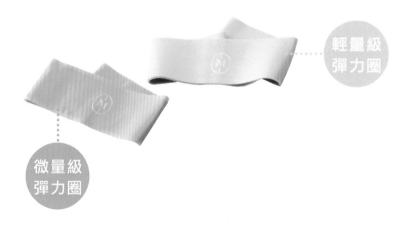

輕量級
彈力圈

微量級
彈力圈

微量級	**3—4kg** 15 磅	適合初學者、適合簡單的皮拉提斯運動的人。
輕量級	**7—9kg** 30 磅	適合初學者、想要加強上半身訓練或基礎瑜伽運動的人。
中量級	**10—25kg** 30 磅	想要加強訓練和進行下半身鍛鍊的理想選擇,也適合全身性訓練。
高量級	**15—30kg** 30 磅	適合進行肌肉強化訓練的運動員。主要用於下半身鍛鍊,例如深蹲。

　　以正常體重區間的女性來說,比起有規律運動習慣者,久坐不動的女性生育率較低,接下來將分享幾個微量級與輕量級、居家也可輕鬆執行的簡單動作,無論是在凍卵準備前或是養卵期都適用,只要維持輕巧的居家訓練或適當的運動、拉筋、伸展都能幫助紓解壓力情緒。

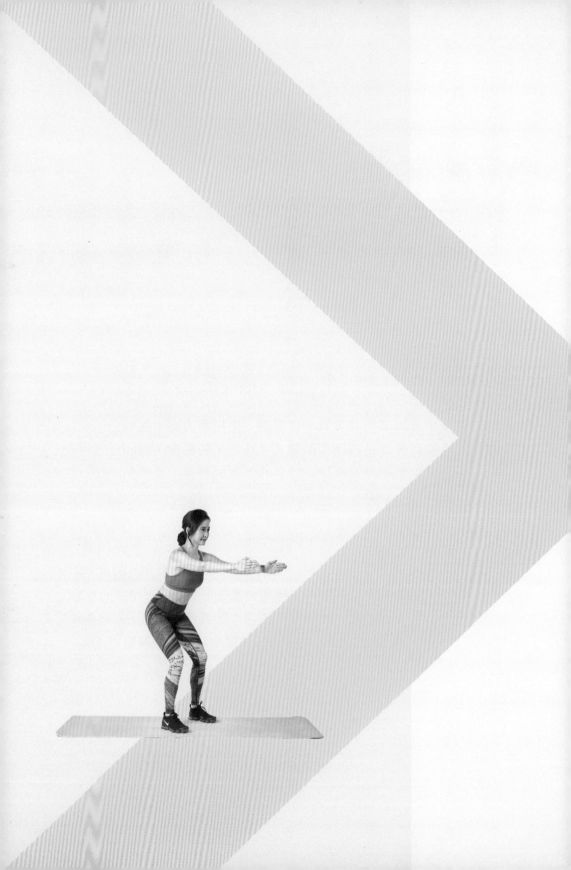

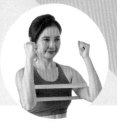

work out

上肢訓練

女性的手臂、背部的肌肉相對較弱,有些女性覺得上半身訓練可能導致手臂變粗,使用彈力圈來進行上肢訓練算是蠻剛好的模式,接下來的動作,可利用彈力圈來進行手臂、肩膀和背部的訓練,提升上肢肌力,能讓身形更美、更好看,也能改善不少因久坐而引起的肩頸痠痛、腰部疼痛等問題。

上肢也是女性比較不常訓練到的部位,透過訓練肱三頭肌,就能擁有結實零贅肉的手臂,減少因有肉肉手臂(掰掰袖的位置)、副乳等,而不能盡情穿上自己喜歡的衣服等問題,還可以讓身材更勻稱喔!

上肢訓練

肱三頭肌下壓訓練

Point 過程中請保持肩頸放鬆,不要聳肩,以免肩膀代償,才能練對肌群。

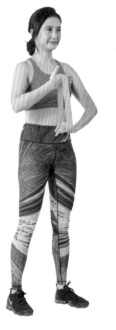

1 將彈力帶套在兩手手掌處。

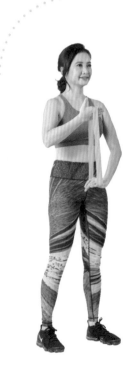

2 上方手固定,下方手之手掌用力下壓。

3 下方手緩慢收回至原始位置。

· 建議次數 ·
單手 15 下
再換手
每次 3-4 組

鍛鍊背部

上肢訓練

屈體划船

Point 別忽略背部肌肉訓練的重要，若希望改善因久坐容易駝背等不良姿勢、擁有纖細腰身，可使用彈力圈來進行「美背」的訓練動作。

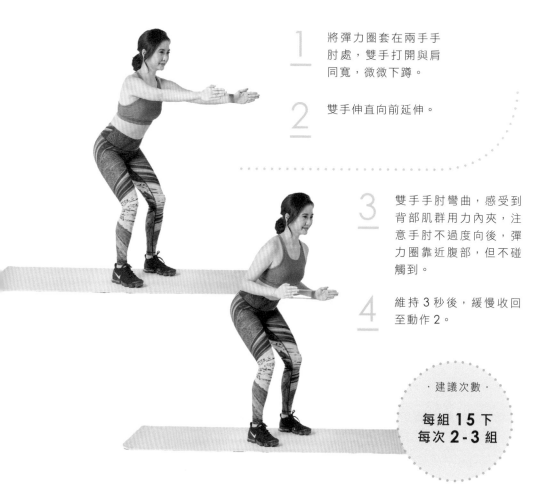

1 將彈力圈套在兩手手肘處，雙手打開與肩同寬，微微下蹲。

2 雙手伸直向前延伸。

3 雙手手肘彎曲，感受到背部肌群用力內夾，注意手肘不過度向後，彈力圈靠近腹部，但不碰觸到。

4 維持 3 秒後，緩慢收回至動作 2。

· 建議次數 ·

每組 **15** 下
每次 **2-3** 組

三角肌開合

Point 三角肌就是肩膀連結手臂的那塊肌肉，分別負責手臂向前、後方以及側面的運動機能，是組成身體十分重要的一塊肌肉。訓練三角肌可以讓手臂線更緊實、保護肩關節，防止肌肉痠痛。

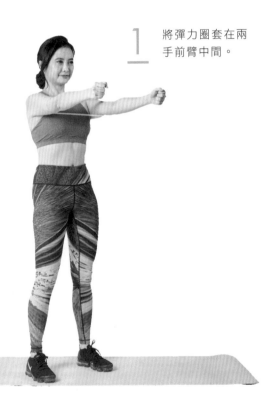

1 將彈力圈套在兩手前臂中間。

· 建議次數 ·

每組 **15** 下
每次 **2-3** 組

262

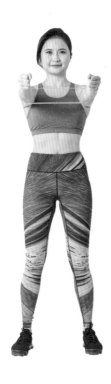

2　雙手向前伸直並打開，用力抵抗
彈力圈的阻力，維持 3 秒。

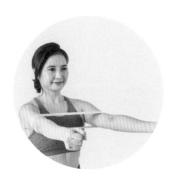

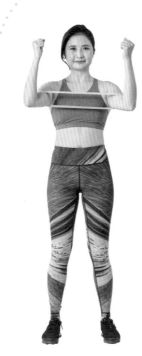

3　雙手保持伸直，並緩緩
向內收 60~90 度，雙
手與肩膀同寬。

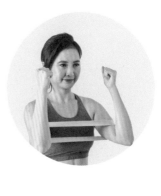

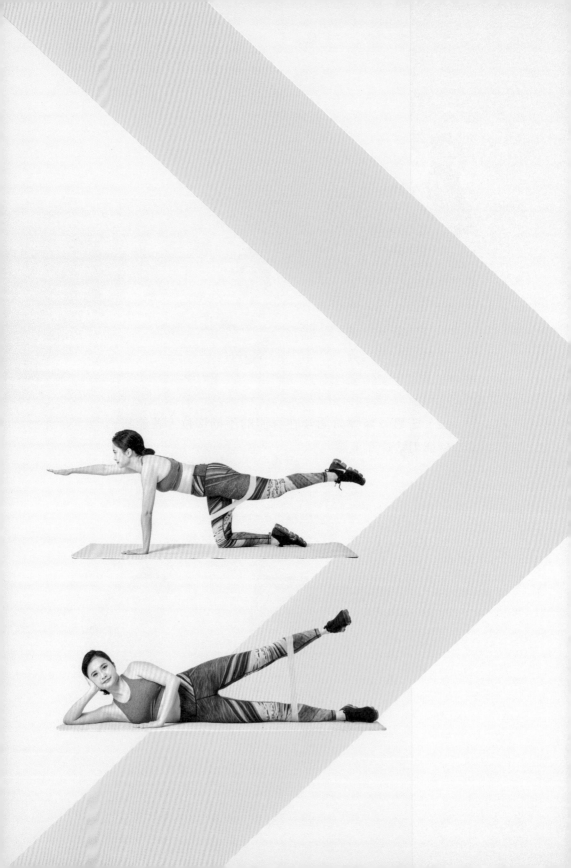

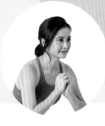

work out

核心 & 下肢訓練

透過簡單的核心訓練動作，能喚醒沉睡的肌肉與神經。透過一條彈力圈套在身體的不同部位，就能巧妙運用鍛鍊到全身。

空踩腳踏車是訓練練腹肌整體的最佳動作，而四足跪姿穩定訓練，鍛鍊核心肌群和大腿肌群的力量，為瑜伽的鳥狗式變體，穩定核心是身體做任何動作的先決條件。

另外，透過下肢運動，可以拉伸平常因為工作久坐而緊繃的骨盆腔肌群，減少脂肪堆積的「梨形」身材，讓我們一起動起來吧！

四足跪姿穩定訓練

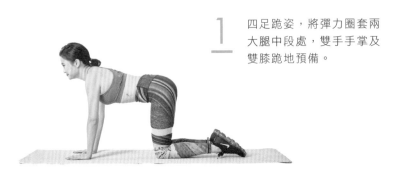

1 四足跪姿，將彈力圈套兩大腿中段處，雙手手掌及雙膝跪地預備。

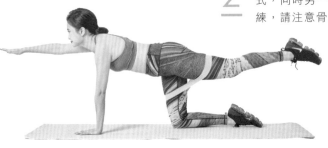

2 單腳抵抗彈力圈向後踢（向後延伸）呈現鳥式，同時另一手向前伸直，以增加平衡難度訓練，請注意骨盆平衡不歪斜。

3 將後腳與前手緩緩向內收縮，呈現狗式，於此位置停留 5 個呼吸，接著再回到動作 2。

· 建議次數 ·

每組 **20** 下
再換腳
每次 **2-3** 組

4 重複動作 2、3，約 20 次後，回到起始動作，再換腳執行。

空踩腳踏車

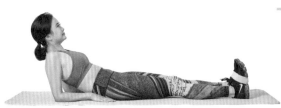

1 將彈力圈套在兩腳腳掌處，雙手肘可以撐地支撐，也可以置於耳後加強腹部出力。

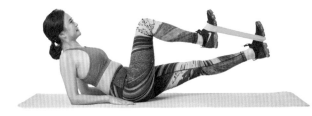

2 單腳先靠近身體彎曲，另一腳維持原位，再交替換腳接續動作，想像踩腳踏車的動作，動作不用太快「慢慢踩」，在瘦腿的同時還可以練到腹肌喔！

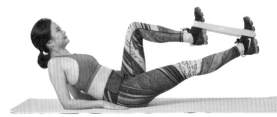

· 建議次數 ·

每組 **30** 下
每次 **2-3** 組

臀大肌
....
大腿肌群
....
核心肌群
....

下肢訓練

深蹲

Point 深蹲是健身的基本暖身動作，也很適合在家執行，蹲下時會用到全身的肌肉，將重心放在下半身，以腳掌作為平衡點。

1 將彈力圈套在大腿中端或是膝蓋下方，且兩腳的放置位置一樣高。

2 緩緩下蹲、膝蓋用力往外抵抗彈力圈阻力，腰部打直，停留 2-3 秒。

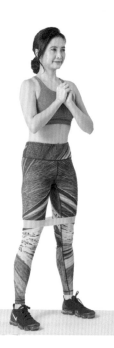

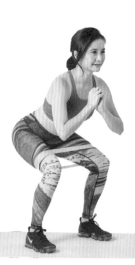

3 若想增加訓練強度，可以
將壺鈴或啞鈴，甚至有重
量的水瓶置於於手中。

4 手可以做拱手姿勢，
或是向前延伸。

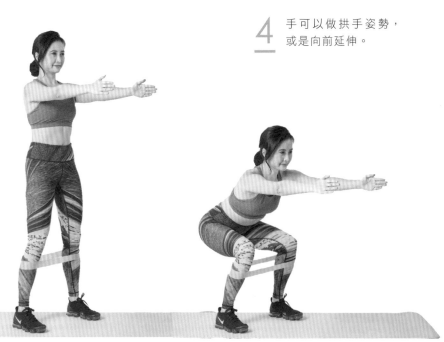

臀橋

Point 臀橋是鍛鍊臀部和腿部肌肉的動作,對臀大肌有較強的刺激,套上彈力圈時,為了對抗彈力圈的彈力,大腿會向外張開發力,可避免膝關節內扣,保護膝關節,同時啟用臀中肌參與動作,達到翹臀,腿不變粗的目標。臀橋可以啟用到臀部兩側之肌肉,抬高臀部的維持時間越長,對於盆底肌、生殖泌尿道也有訓練效應。

1 平躺、雙腳屈膝,並將彈力圈套在臀部正上方位置。

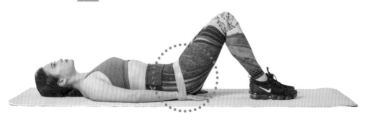

2 腹部用力帶動臀肌夾緊,下半身往上抬升,維持 5 秒,再緩緩下降回到起始動作。

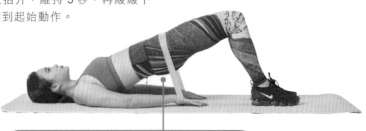

> 將彈力圈套於「臀部」正上方,為加強阻力,可以用手輔助平壓彈力圈於地板。

or

也可這樣做

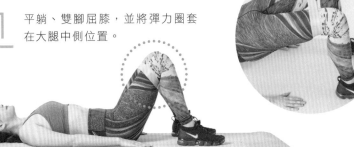

1 　平躺、雙腳屈膝，並將彈力圈套
　在大腿中側位置。

2 　腹部用力帶動臀肌夾緊，下半身
　往上抬升，維持 5 秒，再緩緩下
　降回到起始動作。

·建議次數·

每組 20 下
每次 2 - 3 組

也可以把彈力圈放在「膝蓋」上方進行，
大腿記得往外撐開抵抗阻力。

側抬腿

Point

臥式側抬腿可讓臀中肌訓練的更飽滿,是鍛鍊美臀的不二法則。適度的鍛鍊大腿核心肌群,可以維持腿部勻稱曲線。使用彈力圈與抬腿動作的「側抬腿」結合,來強化平時較少使用之臀大肌與大腿內側肌肉。

1 彈力圈套在大腿處。
側躺,身體呈現一直線、核心收緊。

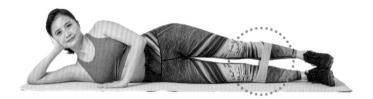

2 上方腳伸直上抬,對抗彈力圈阻力,一邊 10 下,再換邊。

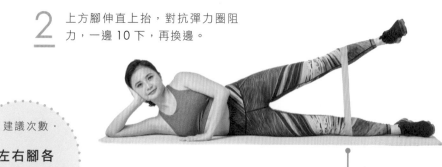

· 建議次數 ·
左右腳各
10 下為一組
共 **4** 組

「小腿中側」,使用微量級磅數彈力圈,並緩緩打開。

or

也可這樣做

1　彈力圈套在大腿處。
　　側躺，身體呈現一直線、核心收緊。

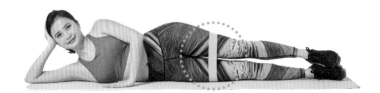

2　上方腳伸直上抬，對抗彈力圈阻
　　力，一邊 10 下，再換邊。

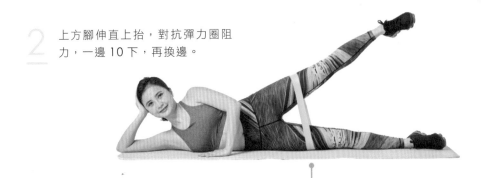

「大腿中側」，加強訓練核心，使用輕量
級磅數彈力圈，並緩緩打開。

　　運動可以紓解壓力，還有許多日常娛樂也能帶來健康生活；壓力除了影響到心理、生理與行為，也會對體重、食慾和新陳代謝造成影響，甚至帶來疾病。在第一線臨床現場，常常聽到許多壓力導致不孕的故事，因此學會不讓壓力上身很重要，可以試著運用幾個紓壓小技巧，讓自己維持身心平衡。

1 ｜ 聽聽喜歡的音樂

　　古典音樂或弦律柔緩的音樂可以與人腦的 α 波產生共振，當在共振和諧的狀態下，即能達到放鬆紓壓、調整情緒的效果。

2 ｜ 到戶外走走

　　身處於戶外或大自然20分鐘，人體內的壓力荷爾蒙可體松（cortisol）便會逐漸降低，待在大自然的時間愈長，減壓效果愈顯著。

3 ｜ 玩一些好玩的遊戲

　　桌遊、手遊、紙牌遊戲都有助於轉換心情，而下棋、填字和拼圖則被視為可以活化大腦、避免老化的好方法。其他像是以解謎、色彩療法等不同主題的紓壓app，都能讓人獨享輕鬆時光。

4 ｜ 唱歌

　　唱歌時，有助於大腦會分泌會讓人感到愉悅的安多酚、及有「愛情荷爾蒙」之稱的催產素，使人愉悅，也能緩解緊張情緒並減少壓力。

5 | 與動物相處

只要撫摸動物並與牠們互動，即使只有 10 分鐘，人體的壓力水平就會產生明顯改變，減輕壓力。因此養寵物也是種好選擇唷！

6 | 和好朋友聊聊

若與可信賴的好友訴說心事，能加深交流，也能為迷網的內心找到出路，讓心情舒緩。

7 | 閱讀幾本好書

英國研究發現，只要閱讀 6 分鐘就能降低 68% 的壓力值，還能讓心率減慢，並緩解肌肉緊張，預防認知力衰退。

8 | 看喜歡的電影

看電影可以投入角色和故事中，帶出情緒與超乎現實的感受，彷彿進入另一個世界隨之悲喜或有所共鳴，並抒發情緒。

9 | 居家整理

日本抗老名醫南雲吉則曾說過，打掃時最好從「有名字的東西開始丟起」。整理居家環境和適度勞動，可以轉移注意力，藉由整理家務也能審視自己內心的紊亂，讓心情煥然一新。

正念冥想，可放鬆紓壓、穩定心情

在生活上、凍卵療程中或是療程進行之前，覺得焦躁或是高壓狀

態下，讓你不太舒服，不要擔心，可以透過放空和冥想的方式來維持心情穩定，對身心健康能產生正面的效果。長期的心理壓力也會造成不孕症的發生率，原因是在緊繃情緒下，會使女性激素的分泌失調，進一步影響卵巢功能，降低成功受孕能力。

　　這裡提醒大家，透過一些簡單的冥想（Meditation）與正念（Mindfulness）的練習，能夠幫助我們放鬆心情、減緩焦慮，同時也能提升記憶力，平復心情。可以試著利用免費的冥想軟體，來傾聽自己內心聲音，幫助自己紓壓放鬆，推薦 2 款可以用來正念冥想的 APP「Headspace」和「Calm」。

Mindful Meditation

Calm
Sleep & Meditation

冥想，你可以這樣練習

1 · 選一個能放鬆自己的時刻，可以選擇假日黃昏午後，也可以利用早起的黃金時間。
2 · 選一個安靜、不會被干擾的地方，讓自己專注。如果喜歡，也可以放點輕柔音樂。

3・盤腿、靠在沙發或是正常坐姿等，選一個讓自己舒適的姿勢，若有需要也可以使用抱枕或毛巾，打直背部後就可以開始進行冥想囉！

4・可以燃起線香、蠟燭增添氣氛，用香味讓自己更放鬆。

5・選一個正念 *App*，透過冥想練習，過濾生活中的噪音，幫助自己梳理情緒，試著放下、消化，不讓太多負面情緒佔據思緒。

一天只要安排 10 分鐘左右進行冥想，便能幫助自己沉澱，回到穩定平靜的狀態，也有助於淨空自己的雜念、理出頭緒來下決定，或是給自己空間來做心理建設。若生活中有極大的壓力，也可以試著比照辦理，透過正念冥想，覺察內在，勇敢面對高壓與負面情緒，如實感受身心給予的反饋，才能轉移排除內心的負面能量，得到正向循環。

芳療按摩並保持健康生活的心態

芳療按摩也是紓解的方式之一。藉由薰香、精油、按摩等，來進行深層放鬆，可以學習居家經絡按摩，刺激神經與腦內啡，對提升愉悅感有很大的助益，同時放鬆僵硬的肌肉，活絡筋骨氣血。

關於「儀式感」一詞，村上春樹說：「儀式是一件重要的事情。它讓我們對在意的事情心懷敬畏，讓我們對生活更加銘記和珍惜。」若要下個定義，可以說是一種生活態度，只要再多做幾個不同的安排，就能讓既定的日子變得不同。維持健康生活的方式像是穿上喜歡的運動服，把家裡營造成合適的運動環境，轉換心態開始健身；也可以點

上薰香精油，把燈關暗放點輕柔音樂，開始打坐冥想，或是做瑜伽等，進行一些可以調節呼吸的運動來放鬆身心。其他如慢跑、有氧肌力訓練、游泳等運動也能幫助血液循環，讓血液中含氧量增加，也為養卵、備孕打下良好的基礎。

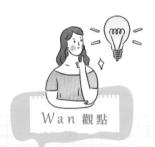

Wan 觀點

凍卵前的健康生活提案，是從運動和均衡作息開始，很多人常說自己忙到沒時間運動，還是有些小方法可以幫助我們讓身體動起來。如上班族搭乘大眾交通工具上下班，不妨可以提早一、兩站下車，快走步行回家。公司午休時起身動動，都有助於減少久坐造成的肌肉僵固。無法抽空進健身房時，可在家做基礎訓練，透過輕量級的簡單動作，配上彈力圈，居家方便，辦公室也適合，不需要買一堆器材，就能隨時隨地進行！健身是世上最公平的事，努力多少就會獲得多少，努力讓運動成為我們生活的一部分，只要持續下去，一定會看到身體給予的回饋。

冥想能幫助自己沉澱，
達到放鬆紓壓的效果

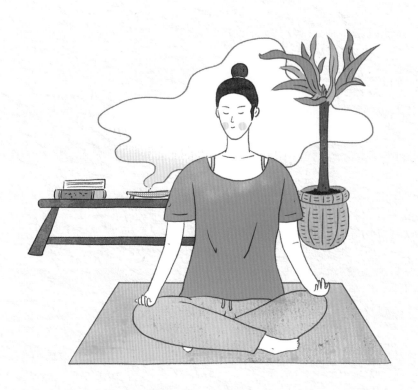

養卵飲食這樣吃 增強卵實力

在進入凍卵療程前，首先要做的是提升卵子的品質，這樣取出來的卵子寶寶才會頭好壯壯，好的卵子也是受孕成功的關鍵，因此建議多補充一些有助於養卵的飲食，好的營養素可以讓子宮內膜增厚，提升未來卵子的著床率，而補充營養素的最佳時間就是在月經結束後到排卵期的這段期間，另外一個就是在取卵前 90 天的養卵黃金期。以下提供七大凍卵前必知的養卵營養素，一起養出健康卵子喔！

七大養卵營養素，健康卵子養起來

1 | CoQ10

　　能維持健康日常的重要輔酵素，適量補充含有 CoQ10 食物，可協助降低體內氧化壓力，增加卵子品質。這類營養素多存在於豆魚蛋肉類（如：沙丁魚、秋刀魚、鮭魚、牛肉、豬肉、雞肉、豬肝等）、綠色蔬菜（如：青花菜、菠菜等）、堅果種子類（如：花生、腰果、胡桃等）。

2 | DHEA

　　俗稱「青春素」，由腎上腺、卵巢、中樞神經系統製造的激素，腎上腺是自然分泌 DHEA 的主要來源，能夠轉換為男、女性荷爾蒙等 50 種以上的荷爾蒙，是影響生育機能的雄性激素（androgen）與動情激素（estrogen）的重要前驅物，被稱為荷爾蒙之母，有助於增加卵子數量並提高卵巢功能，山藥及野山芋都含有豐富的 DHEA。人體可以自行合成 DHEA，但隨年齡增加，體內的濃度會隨之下降。因此，若為高齡、卵巢條件不佳者，可依醫師建議補充。定期服用 DHEA 可幫助改善卵子品質，幫助懷孕及減少染色體異常率，並降低婦女的流產率。

3 | 白藜蘆醇

　　白藜蘆醇是一種植物多酚，能抗氧化、抗發炎，修復自由基造成的傷害。可以延緩卵巢衰退，保護未成熟卵細胞或卵母細胞，提高懷孕機會。普遍存在於葡萄、桑椹、藍莓、蔓越莓、石榴、花生和紅酒（飲酒份量上須特別注意，紅酒建議一杯約 120 c.c.）。

4 | 肌醇

又稱為維生素 B8，可以增加胰島素敏感性，減少胰臟分泌胰島素，進而減少卵巢局部雄性素的分泌及作用，提升卵母細胞數量並促進卵子成熟，提高受精率及懷孕率。主要存在於全穀雜糧類食物，例如小麥胚芽、燕麥、糙米等。

5 | 葉酸

又稱為維生素 B9，有助於代謝、生長、胺基酸及蛋白質合成，幫助卵巢修復等，發揮重要作用。在備孕及懷孕期間補充，可以改善

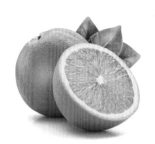

卵母細胞成熟度、胚胎發育及胎兒大腦和神經管的發育。葉酸主要存在於綠色蔬菜（如：菠菜）、蘆筍、菇類、動物肝臟、豆類（如：蠶豆、扁豆、鷹嘴豆）、柑橘類水果（如：柳橙、葡萄柚）、木瓜及酪梨。

6 | 維生素 E

又叫做生育醇，具有很好的抗氧化能力，可保護細胞免受自由基所造成的損害，能提升卵子品質，增加子宮內膜的厚度，進而提高胚胎著床機率。主要存在於植物油、核桃、葵花子、杏仁、小麥胚芽、胚芽米、糙米、全麥、未精緻的穀類食品及綠色蔬菜中。

7 | 維生素 D

脂溶性維生素，能影響雌激素的產生，調節卵巢荷爾蒙的製造與利用，使卵子發育成熟，提升保護力、調節生理機能。另外，可以藉

由每日 15 － 20 分鐘的日曬，再由人體自行合成，而飲食中可從乳製品（牛奶、起司）、蛋黃、未精緻穀類、菇類或油脂含量較高的魚類中獲得。

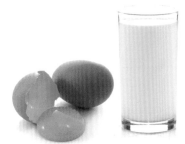

　　請注意，以上的營養素對 AMH 較低或卵巢機能不良者、甚至有多囊性卵巢的女性有顯著幫助，但若是還不能確認自己的身體狀況時，有大量服用營養素之需求者，請在進行醫師診斷後，了解自身的適應症，向主治醫師諮詢喔！

資料來源
衛生福利部國民健康署 , 2019
台灣食品營養成分資料庫 , 2020

Faddy, M. J. (2000). Follicle dynamics during ovarian ageing. Molecular and cellular endocrinology, 163(1-2), 43-48.

Papaleo, E., Unfer, V., Baillargeon, J. P., Fusi, F., Occhi, F., & De Santis, L. (2009). Myo-inositol may improve oocyte quality in intracytoplasmic sperm injection cycles. A prospective, controlled, randomized trial. Fertility and sterility, 91(5), 1750-1754.

Sene, A. A., Tabatabaie, A., Nikniaz, H., Alizadeh, A., Sheibani, K., Alisaraie, M. M., ... & Amjadi, F. (2019). The myo-inositol effect on the oocyte quality and fertilization rate among women with polycystic ovary syndrome undergoing assisted reproductive technology cycles: a randomized clinical trial. Archives of gynecology and obstetrics, 299(6), 1701-1707.

Fusi, F. M., Ferrario, M., Bosisio, C., Arnoldi, M., & Zanga, L. (2013). DHEA supplementation positively affects spontaneous pregnancies in women with diminished ovarian function. Gynecological Endocrinology, 29(10), 940-943.

Rodríguez-Varela, C., & Labarta, E. (2020). Clinical application of antioxidants to improve human oocyte mitochondrial function: A review. Antioxidants, 9(12), 1197.

Xu, Y., Nisenblat, V., Lu, C., Li, R., Qiao, J., Zhen, X., & Wang, S. (2018). Pretreatment with coenzyme Q10 improves ovarian response and embryo quality in low-prognosis young women with decreased ovarian reserve: a randomized controlled trial. Reproductive Biology and Endocrinology, 16(1), 1-11.

Shahrokhi, S. Z., Ghaffari, F., & Kazerouni, F. (2016). Role of vitamin D in female reproduction. Clinica chimica acta, 455, 33-38.

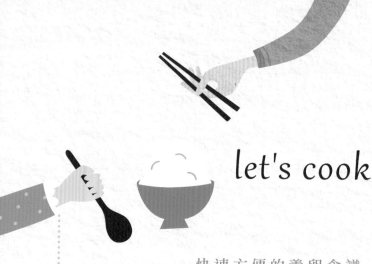

let's cook

快速方便的養卵食譜

現代女性忙於工作，常忽略三餐飲食的均衡，尋求外食的方便與快速，雖然省時方便，但有時熱食裝在塑膠袋，無形增加接觸塑化劑的風險，若能自己下廚，不但健康，過程也很紓壓。

由於我有多囊性卵巢，體質較易發胖，凍卵後，照著營養師提供的食譜，進行前後約半年多的飲食控制，吃原型食物，以大量的蛋白質取代澱粉，纖維質的部分就以燙青菜和沙拉為主，身型和氣色目前都已達到滿意的狀態。自己動手做一點都不難，會讓人退卻的往往是看到過程複雜、食材取得麻煩的食譜，一下就失去興致。接下來，介紹幾道簡單卻營養豐富的養卵料理，利用烤箱、電鍋，就能做出簡單的懶人料理，試著做，你會發現比想像得還容易喔！

輕鬆製作 6 款簡易料理

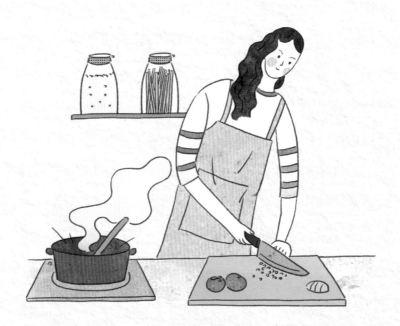

P286-289	P290-293	P294-297
烤箱料理	電鍋料理	懶人料理

只要前一晚先備好料，隔天即能完成美味又營養的健康烤箱料理，省時又方便。

怕麻煩？只要一個電鍋，不須任何技巧，就可立即享用健康、味道鮮美，暖心又暖胃的湯品。電鍋都能輕鬆完成簡易湯粥，是懶人、遊子、單身貴族的最佳夥伴。

沒有烤箱、電鍋，或是只想簡單吃些輕食，可以嘗試以下的懶人料理，輕鬆享受營養。

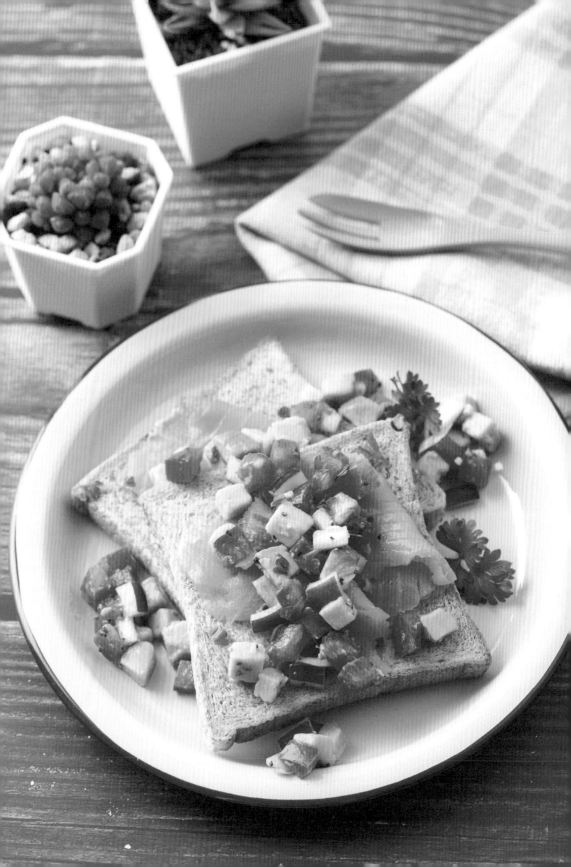

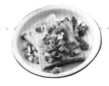

早餐不是只有早餐店或是便利商店這兩種選擇，這道燻鮭魚吐司佐墨西哥酪梨醬，只要在前一晚將食材備好，隔日再將吐司放進烤箱加熱，塗上醬料，營養美味的早餐就大功告成啦！

烤箱料理 ①
燻鮭魚吐司佐墨西哥酪梨醬

食材（1 人份）
全麥吐司 2 片
燻鮭魚 3-4 片
牛番茄 50 公克
洋蔥 15 公克
大蒜 5 公克
檸檬汁 2 茶匙
香菜少許
酪梨 35 公克
調味料
黑胡椒少許
加碘鹽 1 公克
橄欖油 0.5 茶匙

作法
1　牛番茄、洋蔥、大蒜、香菜及酪梨分別切成小丁（切碎）備用。
2　檸檬榨汁備用。
3　將牛番茄、洋蔥、大蒜及酪梨均勻攪拌，加入步驟 2 檸檬汁、鹽巴及黑胡椒調味，最後再加入香菜末，拌勻（若喜歡吃辣的朋友可以再加一些辣椒粉），製成酪梨醬。
4　全麥吐司烤熱，備用。
5　將酪梨抹醬塗抹在熱全麥吐司上，再鋪上燻鮭魚即可。

Tips 營養分析

· 全麥吐司相較白吐司有較高的維生素 E 及肌醇，肌醇可以增加胰島素敏感性，提升卵母細胞數量並促進卵子成熟。
· 鮭魚含豐富的抗氧化因子 CoQ10 及 ω-3 脂肪酸，可抗發炎，協助降低體內氧化壓力，增加卵泡數量及品質。
· 酪梨含有豐富的葉酸（每 100 克含有 81 微克葉酸）可避免神經管缺損，降低胎兒唇顎裂的發生及降低流產機率，使用加碘鹽能加強碘離子攝取，促進甲狀腺素的合成。

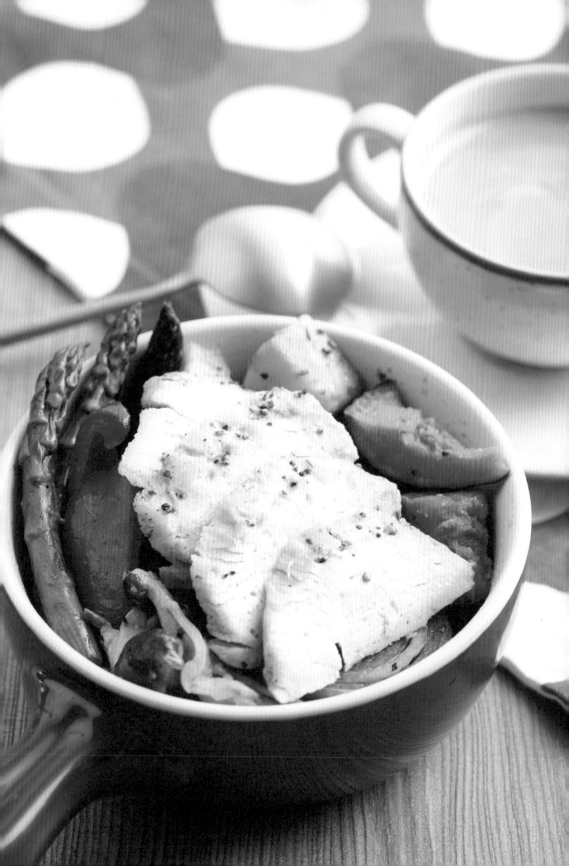

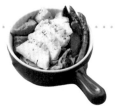

來一份零失敗、常見的咖啡廳健康輕食吧！自己也能在家
營造美美的儀式感，彷彿來到最喜歡的咖啡廳。

烤箱料理 ②
雞肉蔬菜盅

食材（1 人份）
馬鈴薯 135 公克
南瓜 130 公克
洋蔥 20 公克
蘆筍 40 公克
紅椒 40 公克
鴻喜菇 30 公克
雞柳條 45 公克
松子 7 公克
調味料
加碘鹽 1 公克
黑胡椒少許
迷迭香少許
橄欖油 2 茶匙

作法

1　南瓜、馬鈴薯、洋蔥及紅椒切丁、
　　蘆筍切段、蘑菇切片，備用。

2　雞柳條以橄欖油、鹽巴、黑胡椒及
　　迷迭香醃漬，備用。

3　將所有食材鋪於可耐烤的容器，表
　　面灑上鹽巴及黑胡椒，烤熟。

4　於蔬菜盅上表面鋪上松子即可。

Tips

營養分析

· 馬鈴薯及南瓜含有豐富的膳食纖維、肌醇及維生素 E，維生素 E 具有很
好的抗氧化能力，可保護細胞免受自由基所造成的損害，提升卵子品質。

· 蘆筍含有豐富葉酸，可促進細胞分裂、生長。

· 蘑菇含有多醣體及維生素 D，可增強免疫力，維生素 D 也可調節卵巢荷
爾蒙的製造與利用，使卵子發育成熟。

· 雞柳條是優質蛋白質來源，且脂肪含量低，內含精胺酸可促進血液循環，
並可提供卵母細胞營養。

· 橄欖油及松子亦為優質脂質來源（不飽和脂肪酸）並含維生素 E 及
CoQ_{10}，可改善卵巢功能。

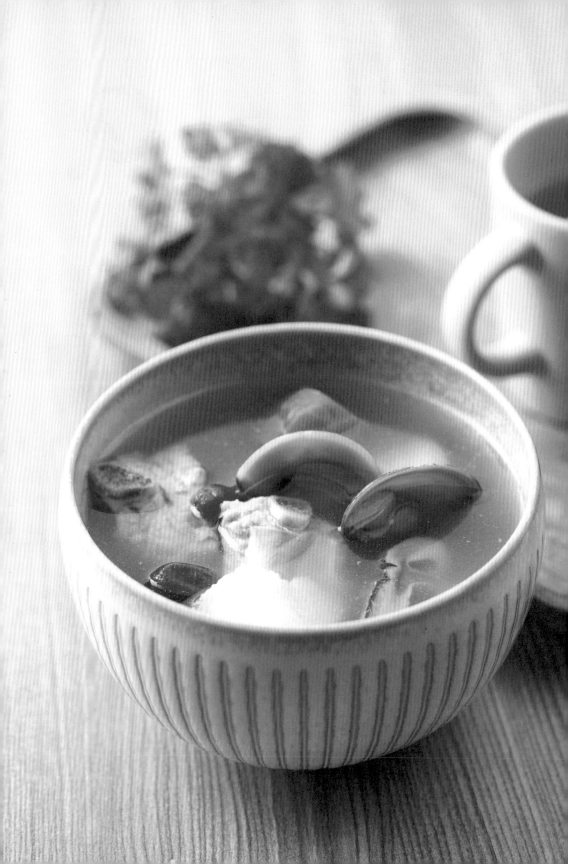

光聽這道湯品名是不是感覺非常養身？重點是湯頭醇厚鮮甜，營養滿點，即使新手來做也不會失敗。

電鍋料理 ①
山藥蛤蜊排骨

食材（1 人份）
山藥 90 公克
紅蘿蔔 30 公克
日曬香菇 10 公克
蛤蜊 5 顆
排骨 40 公克
薑 1 片
蒜頭 1 小瓣
枸杞少許
紅棗 3 顆
調味料
加碘鹽 2 公克

作法
1　山藥及胡蘿蔔去皮切塊，香菇切絲，薑切片，蒜頭去皮，枸杞及紅棗溫水沖洗，備用。
2　蛤蜊吐沙，備用。
3　排骨清洗後備用。
4　將薑片、蒜頭、山藥、雞腿肉、香菇、枸杞及紅棗放入碗中，以電鍋進行燉煮。
5　全部食材燉至軟嫩後，再加入蛤蜊，以爐火煮至開殼，最後加入鹽巴調味即可。

Tips

營養分析

· 山藥富含植物雌激素，其中的薯蕷皂苷能抗氧化、改善血脂濃度、促進內分泌荷爾蒙的形成。
· 日曬香菇含有維生素 D，可維持體內性荷爾蒙平衡，改善卵巢功能。
· 蛤蜊是優質蛋白質來源，同時含有豐富的鋅離子及碘離子。
· 排骨則富含蛋白質、維生素 B 群及鐵離子，蛋白質可維持細胞完整性，幫助營養素運送到全身，維生素 B 群是肝臟代謝不可或缺的營養素。
· 使用加碘鹽，能加強碘離子攝取，在烹調湯品時，於起鍋前再加入，可以避免碘離子因高溫烹調而流失。

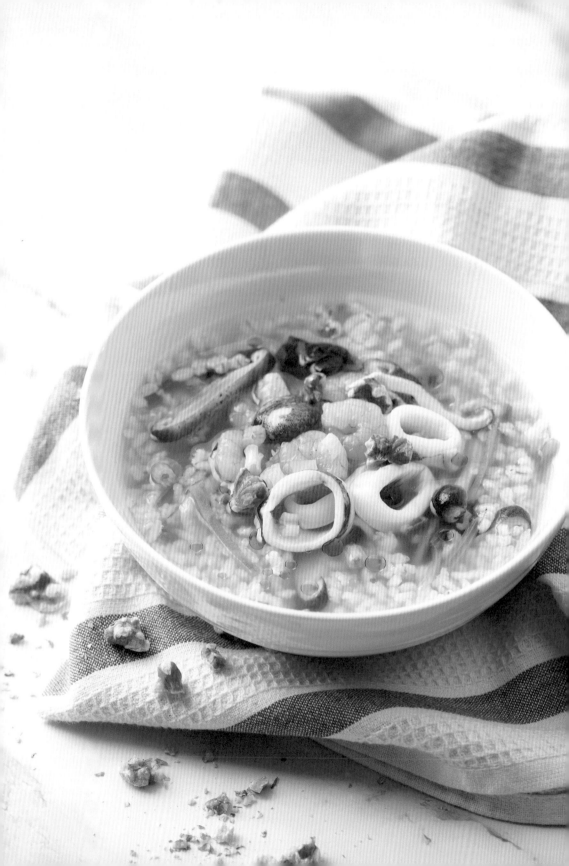

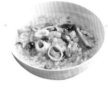

散發濃郁麻油香味的海鮮粥,讓加班錯過晚餐時段的妳,
不必大費周章,同樣只要一個電鍋,幾個步驟,就可以為
自己熬煮一碗可口的粥品。

電鍋料理 ②
麥片海鮮粥

食材(1 人份)
糯米 40 公克
燕麥片 20 公克
菠菜 50 公克
紅蘿蔔 20 公克
日曬香菇 3 朵
鴻喜菇 30 公克
芹菜 10 公克
薑少許
蒜頭 2 瓣
蝦仁 12 隻(或蝦仁 6 隻,花枝 35
公克,隨喜好選擇)
核桃 2 顆

調味料
加碘鹽 1 公克
麻油 1 茶匙

作法
1 菠菜切小段,紅蘿蔔及日曬香菇切
  絲,鴻禧菇撥散,芹菜、薑及蒜頭
  切末,核桃敲碎,備用。
2 所有食材放進電鍋(除了核桃),鋪
  平,加水高過食材高度,開始蒸煮。
3 煮熟後,最後拌入麻油及鹽巴調
  味,撒上核桃碎,即可。

Tips 營養分析

· 糯米及燕麥片含有豐富的膳食纖維、肌醇及維生素 E,肌醇可以使卵子
  發育更為成熟,提高受精率,增加受孕。
· 菠菜含有豐富 CoQ_{10}、葉酸及鐵離子,CoQ_{10} 可增加卵泡數量及品質,
  而補充鐵離子,可避免缺鐵性貧血及孕期時鐵需求不足。
· 日曬香菇及鴻喜菇含有維生素 D,蝦仁為優質蛋白質來源,含豐富的鋅離
  子及碘離子,碘離子促進甲狀腺素的合成,鋅離子更可維持雌激素平衡。
· 核桃亦為優質脂質來源,含有豐富 CoQ_{10} 及維生素 E,可幫助子宮內膜健康。
· 加碘鹽加強碘離子攝取,請記得在烹調時於起鍋前再加入。

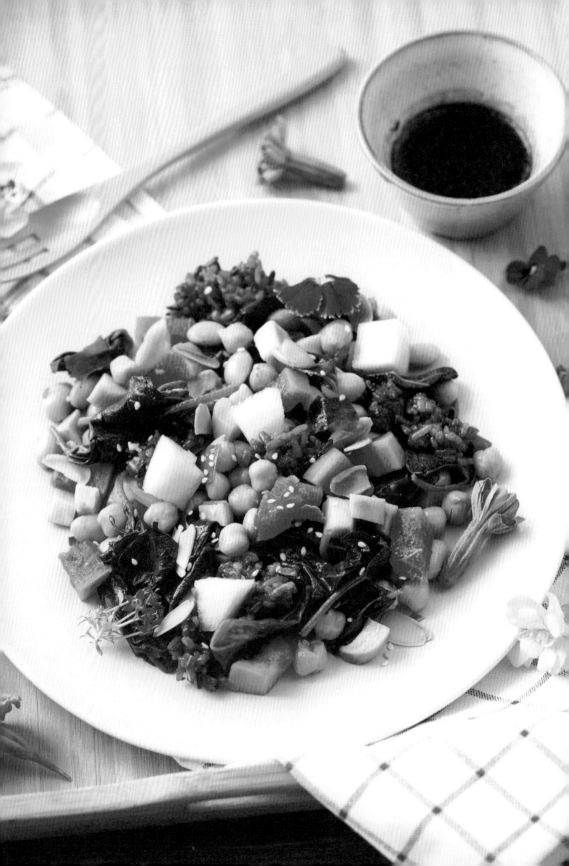

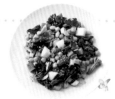

溫沙拉一詞起源於法語 *Salade Tiede*，*Tiede* 就是以溫熱的醬汁加入或生或熟的食材中，減去了冷沙拉寒涼的缺點，更符合溫食養生的健康觀念（本食譜全素可食）。

懶人料理 ①　·全素·
彩蔬養卵溫沙拉

食材（1 人份）

紫米 20 公克
鷹嘴豆 20 公克
毛豆仁 50 公克
杏鮑菇 40 公克
地瓜葉 40 公克
海帶芽 2 公克
木瓜 20 公克
蘋果 30 公克
杏仁片 5 公克

調味料

麻油 1 茶匙
薑、醬油適量
巴薩米克醋適量
白芝麻 2 公克

作法

1　紫米蒸熟，備用。
2　鷹嘴豆、毛豆仁、杏鮑菇、地瓜葉、海帶芽依序燙熟盛起，備用（鷹嘴豆可以先以溫水浸泡一天，比較容易烹調）。
3　木瓜及蘋果切塊，備用。
4　杏仁片及白芝麻可以先用烤箱烤熱，香味更棒（此步驟可省略）。
5　將步驟 1－4（除白芝麻外）擺盤至沙拉碗中。
6　醬汁部分：
　　以麻油將薑末爆香，放涼備用。
　　再加入醬油、巴薩米克醋及白芝麻，拌勻即可。
7　最後再醬汁淋上，即完成這道美味的溫沙拉。

Tips 營養分析

· 紫米含有豐富的膳食纖維、肌醇及維生素 E，蛋白質含量比白米高 35%。肌醇能增加胰島素敏感性，提升卵母細胞數量並促進卵子成熟。
· 鷹嘴豆及毛豆仁是素食者最佳的優質蛋白質，更具有降低血壓的功能。
· 地瓜葉含有抗氧化的植化素及葉酸，可減少體內自由基，降低身體的發炎反應。
· 木瓜則含豐富的維生素 C、葉酸以及抗氧化的茄紅素和 β - 胡蘿蔔素，維生素 C 有助於鐵、鈣的吸收率，β - 胡蘿蔔素可以增加黃體素的生成。

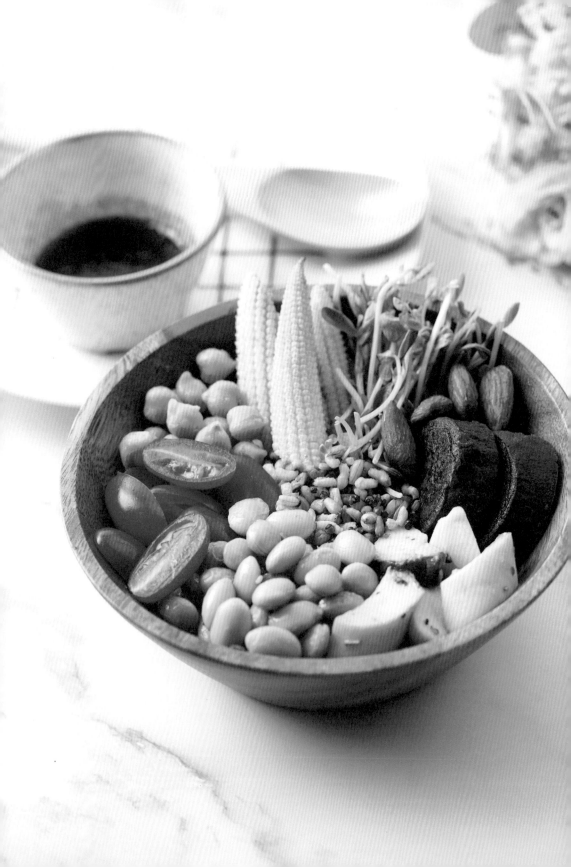

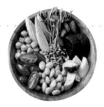

佛陀碗〈*Buddha Bowl*〉主要以穀物、蔬果、植物性蛋白質為主，可依個人喜好添加創意做出變化，顏色繽紛，光看就讓人食慾大增，是近來相當風行的禪意蔬食。

懶人料理 ②　· 全素 ·
彩虹養卵佛陀碗

食材（1 人份）
藜麥 15 公克
大燕麥片 15 公克
毛豆 50 公克
鷹嘴豆 13 公克
玉米筍 40 公克
小地瓜 30 公克
杏鮑菇 40 公克
小番茄 6 顆
豌豆苗 40 公克
杏仁粒 8 粒

調味料
橄欖油 1 大匙
紅酒醋 1/2 大匙
鹽、黑胡椒少許量

作法
1 先將水煮滾，放入藜麥、大燕麥片煮熟。
2 毛豆、鷹嘴豆、玉米筍、杏鮑菇切塊燙熟後，瀝乾放烤盤，撒胡椒、鹽、橄欖油烤 3 － 5 分鐘。
3 將地瓜切塊蒸熟。
4 將所有食材擺入碗中後，拌入橄欖油、紅酒醋和堅果、調味料即可完成。

Tips 營養分析

· 鷹嘴豆是植物性蛋白質、精胺酸來源，可調節血壓，且有利於卵子健康與排卵。
· 地瓜升糖指數低、膳食纖維豐富，不易引起血糖和胰島素波動。
· 藜麥、大燕麥片，能輔助提升胰島素敏感性、幫助穩定血糖、體重控制。
· 杏鮑菇含有多醣體及維生素 D，可增強免疫力。
· 杏仁，含有 CoQ10 及維生素 E，降低體內氧化壓力，增加卵泡品質。

3 款健康好料・養卵自己來

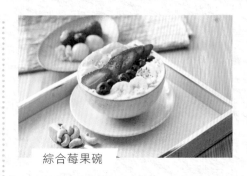
綜合莓果碗

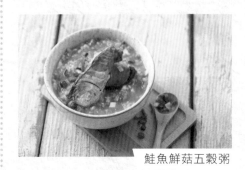
鮭魚鮮菇五穀粥

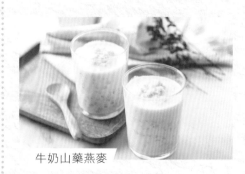
牛奶山藥燕麥

想要有好的卵子品質，希望未來可以順利懷孕，不妨在計劃懷孕前半年、或是凍卵前數月即進行調理，從最基本的飲食開始，以下幾個養卵食譜都可以提升受孕機率喔，養卵一點都不難。

夏天令人食慾不振,來碗清爽酸甜的莓果碗(奶素可食),可隨個人喜好自行更換不同水果,不用 10 分鐘就能完成網美級的美味點心,當下午茶也適合,還可以讓腸道更健康。開動前,先拍照打卡秀一下吧。

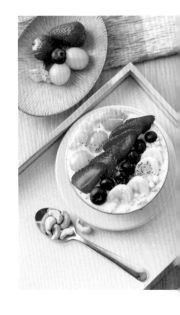

綜合莓果碗

食材(1 人份)
藍莓 20 公克(10 ~ 20 顆)
葡萄 25 公克(2 ~ 3 顆)
草莓 35 公克(2 ~ 3 顆)
橘子 30 公克
香蕉 20 公克(1/4 根)
燕麥片 40 公克
奇亞籽 5 公克
腰果 11 公克
無糖優格 100 公克(1 杯)

作法
1　將所有水果洗乾淨,去除不可食用部分,切塊,擺進容器內。
2　在容器內放入燕麥片、奇亞籽及腰果。
3　搭配無糖優格即可使用。

Tips

營養分析

· 新鮮水果含有豐富的維生素 C、膳食纖維、鉀離子及植化素,維生素 C 可降低體內氧化壓力。
· 藍莓、葡萄及草莓含有白藜蘆醇,白藜蘆醇有助於提升卵巢功能,延緩卵巢衰退,提高懷孕機會。
· 橘子含有葉酸,在準備懷孕及孕期補充可以改善卵母細胞成熟。
· 無糖優格是優質蛋白質來源,加上乳糖含量較鮮奶少,所以乳糖不耐的人也可以嘗試。
· 燕麥片,有豐富的膳食纖維、β-葡聚醣、維生素 B 群及維生素 E,可增加體內免疫球蛋白 IgA,免疫球蛋白可附著於陰道黏膜,避免感染發生。
· 腰果,優質脂質的來源,含有 CoQ10 及維生素 E,有助於子宮內膜的健康。

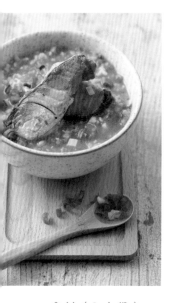

簡單的一鍋到底料理，還能吃到滿滿的營養，別再說沒空下廚，我們都示範給你看囉！

鮭魚鮮菇五穀粥

食材（1 人份）
鮭魚 1 片 52 公克
日曬香菇 6-7 朵
五穀胚芽米或十穀飯 1 碗 200 公克
板豆腐 40 公克
青蔥 1 根
調味料
味噌 1 茶匙
水適量（3 碗）

作法
1　先將鮭魚煎熟後，切小塊。
2　將味噌、飯和板豆腐壓碎，香菇切丁後，放入鍋中，加入水，以小火煮 5-10 分鐘。
3　起鍋前將鮭魚拌入鍋中，撒上蔥花即完成。

Tips

營養分析

· 鮭魚和板豆腐能提供優質的蛋白質，補充精胺酸，幫助提升子宮和卵巢的血液循環，提供受精卵良好的著床環境。此外，鮭魚富含 CoQ10、ω-3 脂肪酸，能降低身體發炎反應，提升卵子品質。
· 日曬香菇富含維生素 D，可調節卵巢荷爾蒙的製造與利用，使卵子發育成熟。
· 五穀胚芽米、十穀飯，則含有豐富的膳食纖維及維生素 B 群，可以減緩血糖增加幅度，減少身體負擔。維生素 B 群有助於肝臟代謝功能，減少體內累積的環境荷爾蒙。

這是可以當早餐或下午茶，或是深夜嘴饞時的暖身飲品，
絕對比吃那些奶油厚片、炸雞、薯片來得健康。

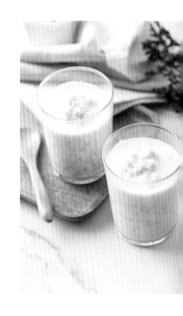

牛奶山藥燕麥

食材（1 人份）
鮮奶 500ml
山藥 50g
燕麥片 100g

作法
1 山藥先去皮切成小塊，放入果汁機攪打成泥狀。
2 將鮮奶、山藥泥倒入鍋中，開小火，再將燕麥片放入
　鍋內，邊煮邊攪拌。
3 待麥片呈現軟糊狀即可。

Tips

營養分析

· 山藥內含水溶性纖維——甘露糖，能增加飽足感，預防糖尿病，其含碘也高，
　適量攝食可預防甲狀腺癌、乳癌及卵巢癌。
· 燕麥營養成分高，含豐富的膳食纖維、β‑葡聚醣、維生素 B 群及維生素 E，
　攝取膳食纖維可幫助血糖平穩；β‑葡聚醣可增加體內免疫球蛋白 IgA，
　免疫球蛋白 IgA 可附著於陰道黏膜，避免感染發生。
· 牛奶鈣含量豐富，有助於骨骼健康。

5-4

術後飲食：
高蛋白營養食譜大公開

　　凍卵的取卵手術屬於簡單的手術，雖是如此也不能輕忽身體調理，好好休息、均衡飲食才能恢復到最佳狀況，取卵後的飲食，多以高蛋白食物為主，攝取白肉和魚類為佳，搭配少量新鮮蔬果及蛋類，可提高血液中的蛋白含量以緩解不適感。在取卵後，有時可能出現小腹微微悶痛或是脹痛的感覺，這些情況是因為卵巢接受排卵藥物刺激後的反應。飲食方面需注意營養均衡，同時可以增加下列營養素的攝取，幫助術後卵巢修復。

取卵手術後的飲食建議

1 | 確保足夠飲水量

美國生殖醫學學會建議，每日飲水至少 1000 毫升（平均應為 3000 毫升），避免口渴才喝水，也可以補充含有電解質的液體，或選擇稀釋過後的電解質飲料。因為排卵藥刺激後，體內的水分和電解質會從血管移到腹腔中，進一步可能出現脫水和電解質失衡，此時補充足夠的水分相當重要。

2 | 均衡營養攝取，建議採高蛋白飲食

高蛋白飲食的目的在於蛋白質經過消化吸收之後，可以增加血液中的溶質，讓水分被留在血管裡，而不是滲入腹腔並增加腫脹和不適感。食物的來源可以選擇白肉（例如家禽類的雞、鴨、鵝）以及魚類（例如鯖魚、鮭魚、虱目魚等）、海鮮類（例如蝦仁、蛤蜊、透抽等），另外黃豆、黑豆、豆漿、豆腐、蛋類，以上除了能提供優質蛋白質以外，還可以攝取 omega-3 脂肪酸，有益於心血管健康。若腹脹導致食慾不佳時，可以採液體方式補充蛋白質，例如鮮奶、雞精等。

3 | 避免餐食中過多的鹽分攝取

選擇清淡飲食，避開加工食品或以重口味的烹調方式（燒烤、麻辣鍋）等。因為加工製程會添加大量的鹽分，不利於體內蓄積的水分排除。建議可以採取蒸、煨煮、烘烤、燉滷的方式，並以天然香料提味，就能兼顧清爽美味又不會加重腹脹情況。

4 ｜攝取抗氧化維生素

維生素 C 及維生素 E 是非常好的抗氧化劑，是人體重要的維生素。可協助降低術後氧化壓力，幫助傷口修復。

5 ｜依醫師指示補充褪黑激素

這是腦內松果體分泌的一種荷爾蒙，對內分泌系統、生殖系統、免疫系統、中樞神經系統和代謝過程都具有調節作用。能減輕術後氧化壓力，同時改善卵巢健康、提升卵巢功能。

6 ｜補充大豆異黃酮

大豆異黃酮是植物動情激素，一種天然荷爾蒙，抗氧化、減少卵巢細胞凋亡並改善卵泡存活。主要食物來源是黃豆食品，如豆腐、豆漿、毛豆、味噌等，能調節女性荷爾蒙不足所產生的症狀。

其他須留意的生活習慣

1・避免走動、激烈運動，也不建議隨意按摩搓揉腹部。
2・多休息，建議躺臥，以增加腎臟血液灌流，以利蓄積的水分排出體外。
3・觀察並記錄體重和腹圍的變化。

資料來源

Rodríguez-Varela, C., & Labarta, E. (2020). Clinical application of antioxidants to improve human oocyte mitochondrial function: A review. Antioxidants, 9(12), 1197.

Llarena, N., & Hine, C. (2021). Reproductive longevity and aging: geroscience approaches to maintain long-term ovarian fitness. The Journals of Gerontology: Series A, 76(9), 1551-1560.

Teixeira, C. P., Florencio-Silva, R., Sasso, G. R. S., Carbonel, A. A. F., Simões, R. S., & Simões, M. J. (2019). Soy isoflavones protect against oxidative stress and diminish apoptosis in ovary of middle-aged female rats. Gynecological Endocrinology, 35(7), 586-590.

Haudum, C., Lindheim, L., Ascani, A., Trummer, C., Horvath, A., Münzker, J., & Obermayer-Pietsch, B. (2020). Impact of short-term isoflavone intervention in polycystic ovary syndrome (PCOS) patients on microbiota composition and metagenomics. Nutrients, 12(6), 1622.

自己準備 3 款高蛋白營養食譜

幾道簡單料理,告訴妳凍卵術後如何補充營養,快速讓身體恢復元氣,以下的術後食譜不但快速,食材好取得,健康美味,也適合當作平日的飲食喔!

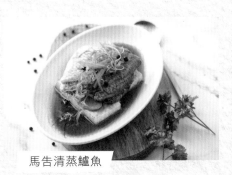
馬告清蒸鱸魚

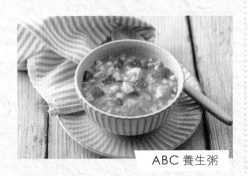
ABC 養生粥

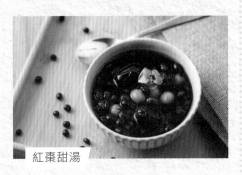
紅棗甜湯

這是一道清爽的魚料理，鱸魚是術後補充蛋白質的聖品，結合台灣原住民族的傳統食材「馬告」，帶著淡淡的檸檬香氣，層次迷人，第一次做就上手。

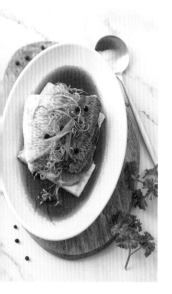

馬告清蒸鱸魚

食材（1 人份）
鱸魚 60 公克
豆腐 35 公克
紅蘿蔔 20 公克
蔥 1 根
薑 3 片
調味料
馬告 1 小匙
米酒 10c.c.
醬油 15c.c.
檸檬 1/8 片

作法
1 鱸魚與豆腐切塊（同等大小），紅蘿蔔及蔥切絲，薑切片，檸檬擠汁，備用。
2 將馬告浸泡在米酒內。
3 取一蒸盤，依序擺入豆腐、鱸魚、薑片、紅蘿蔔絲、馬告（瀝掉米酒）及醬油，放入電鍋，在外鍋倒入一杯水，開始蒸煮。
4 起鍋後，鋪上蔥絲、淋上檸檬汁，即可。

Tips 營養分析

· 鱸魚是優質蛋白質來源，同時含有維生素 A、維生素 B 群、維生素 D、鈣、鎂、鋅、硒、銅等，利於傷口組織、細胞修復，是術後調養補身的首選。
· 豆腐是優質蛋白質來源，含有人體必需的 8 種胺基酸，可減少飢餓感，且富含大豆異黃酮，是一種植物雌激素，配合大豆中的不飽和脂肪酸、膳食纖維、維生素與礦物質，可以達到調節內分泌的功效。
· 檸檬則富含維生素 C 能增加食慾、降低魚腥味，可以提升代謝，且幫助製造骨膠原，並幫助血管，結締組織修復。

這碗粥的作法簡單但營養可不簡單，一碗粥可同時補充維生素 ABCDE，幫助術後快速恢復，給妳滿滿的元氣。

ABC 養生粥

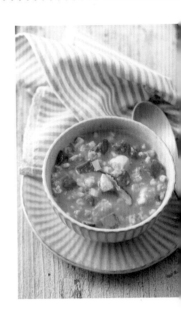

食材（1 人份）
五穀米 60 公克
牛番茄 1 個
日曬香菇 3-4 朵
芹菜少許
雞蛋 1 顆
雞肉 40 公克

調味料
加碘鹽 1 公克
白胡椒少許

作法
1 將所有食材清洗乾淨。
2 牛番茄、香菇及雞肉切大丁，芹菜切末，雞蛋敲至碗中打散，備用。
3 五穀米加水小火烹煮至熟，隨時注意水量（注意攪拌，避免底部燒焦，也可直接以熟的五穀米進行烹調）。

**Tips
營養分析**
・五穀米含有肌醇及維生素 E，肌醇可以讓減數分裂中的卵子細胞更成熟，進而改善卵子的品質。
・牛番茄富含維生素 A、維生素 C、茄紅素及鉀離子，有抗氧化效果，可促進排卵，增加受孕機會。
・日曬香菇則含有維生素 D，可調節卵巢荷爾蒙的製造與利用，幫助對鈣的吸收。
・雞蛋、雞肉內含維生素 B 群，能減輕疲勞，促進新陳代謝。

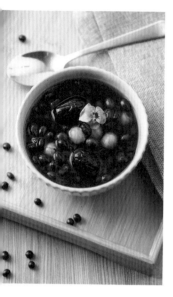

雜糧豆（紅豆）與蛋白質豆（黑豆）給予術後能量補充，有助於傷口的恢復，而紅棗補血、安神，可安定情緒，提升睡眠品質。

紅棗甜湯

食材（1 人份）
紅豆 15 公克
黑豆 50 公克
蓮子 15 公克
紅棗 6-7 顆
調味料
黑糖 5 公克

作法
1　將所有食材清洗乾淨，浸泡四小時。
2　放入電鍋加水至與食材等高，外鍋一杯水，開始進行烹煮。
3　烹煮至軟後，加入黑糖調味，即可。

Tips
營養分析

·紅豆、黑豆、蓮子均含有膳食纖維及豐富的維生素、礦物質。尤其紅豆含有豐富的維生素 B1、B2、B6 及葉酸，維生素 B 群可幫助營養素代謝，維持體內神經傳導物質的生成，且有助於肝臟代謝環境荷爾蒙。而黑豆營養成分豐富，有「豆中之王」之稱，為優質蛋白質來源，同時也含有花青素與膳食纖維，對抗氧化有相對效果，有助於清除體內的自由基。

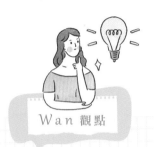

Wan 觀點

以上就是數種高蛋白食譜分享，透過營養師建議的食材，我也成功做出了前述食譜中的馬告清蒸鱸魚，以前總覺得魚類不好處理，常避而遠之，但是照著步驟做後，發現一點也不難嘛！開始懂得正確飲食並適當補足水分，身體輕盈許多。也因為了解到幾種重要的養卵營養素，購買食品前也會先閱讀、了解包裝上的營養標識，避開過多化學和成分複雜的添加物。過去的我，可是一次要點二個漢堡來大吃的人，後來透過調整飲食，讓自己慢慢回歸正常食量，確認食材和成分，你的變化身體都會知道。

本節分享的食譜，雖是凍卵術後餐，但也是很健康均衡的料理，沒有凍卵也能當作日常的飲食，不分男女老幼，大家都可以吃，動手做看看讓自己增加優質蛋白質的攝取喔。

5-5 幸福
掌握在自己手中

「你只活一次，必須盡可能活得精采。」

You live but once; you might as well be amusing.

——Coco Chanel

做好所有的準備，生活的儀式感從均衡飲食開始，健康作息、規律運動也執行之後，更要抱持正面的心情才能帶來好的循環。我做完料理後會再擺盤，如同生活中的加加減減。雖然每次下廚不保證一定好吃，但絕對賞心悅目，下廚讓我在過程中得到療癒和放鬆。而運動可以維持良好的體態，有運動的人一定體會過結束後通體舒暢的感覺，五感被打開，愉悅度也隨之上升，正確的飲食和運動能帶來身心靈的平衡。

　　健康的習慣可以讓我們更了解自己，身體也會給予回饋，而選擇凍卵後，更可以心無旁騖地追求自我實現、事業發展，在沒有找到適當對象前，全權掌握自己的人生，不受時間侷限，並按著自己規劃的時程，完成來日孕育下一代生命的願望。

　　「透過自己的努力、站在屬於自己的高度。」我們是自己身體的主人，不管要不要生育都能全權作主，掌握自己的人生，就連時間也是。凍卵讓女人拿回生育的主動權，妳也準備好「將未來掌握在自己手中」了嗎？

　　「你可以在 30 歲時活得燦爛，40 歲時活得迷人，並在接下來的人生中活得令人無法抗拒。」

You can be gorgeous at thirty, charming at forty, and irresistible for the rest of your life.

——Coco Chanel

結語，寫在最後

幸福（well-being）是什麼呢？

　　幸福的來源百百種，但是大部分的人都同意，「吃飽、穿暖、睡好」或「和所愛的人相守」是健康或幸福的一種象徵，也許追求幸福的妳覺得有志難伸，正卡在現實和理想中的夾縫動彈不得，你不孤單，有很多人和你一樣，而我們知道真正的強大都是從磨練中催生的。

　　書中分享的每一個故事，其實都是在追求自己幸福的故事，悲傷

後展翅，重新開始（離婚女子）、超前部署且未雨綢繆（知識女子）、不停自我成長的事業女子（女強人）、在期待中掙扎，積極尋找另一半（花蝴蝶）、因準備而心安的單身女子（宅宅女子）、維持優雅生活氣度，活得健康的故事（空姐）、病痛中浴火重生，勇迎未來（抗癌女子）、驚逢變故，規劃人生努力活好每一天（豪門太太）、因為明白而覺悟並改變自己（變性女子）等等。而你，又是怎樣的故事呢？

　　現代女性的生活一直不停的改變，也許你也碰到各種生活中的限制，但是，主動去做選擇，注重健康並兼顧理想，確認優先次序，而不是在未來被所剩無幾的條件綁住，不就是件很棒的事情嗎？透過前面章節所提到的，12 位「她」的故事，能夠稍微洞悉現代女性為什麼選擇「凍卵」，因為她們不想讓未來的自己陷入毫無選擇的餘地。

　　人生沒有正確答案，冷凍卵子只是其一，小小的讓妳可以喘口氣的選擇，有些事情及早知道，可以讓自己站在未來更有利的位置；女性天生有生育年齡上的限制，因此需要考慮的點更多，活在這個現在還不能夠完完全全平等的社會中，還是要找到最適合自己的方向，不要對於自己的健康議題避而不談，不要因為害怕就不去了解，不要因為誤解而喪失了獲得先知的權利。凍卵，不只是為未來買份保險，更是對於現在的你，增加人生藍圖的選擇。這些故事，可能是朋友的縮影，也許你不一定會做凍卵的決定（畢竟那只是解決方法的其中一種），但期望這本書能夠讓你清楚自己人生優先次序，而確立你要的人生規劃。

　　儘管書中提到了許多凍卵知識，我想講的是社會變遷中的女性百

貌以及反思，這些故事若帶給你小小的啟發，寬廣你的選擇，機會也許就更多了，無論你想追求、職涯、感情、家庭、自我價值，都可在未來的地圖上提供參考，勇敢追夢。

人生，常常出現意想不到的事情，塞翁失馬焉知非福，遇到挫折，或許未來反而走得更順利，若要成為那位想要成為的自己，減少遺憾，許多事情更應該超前部署，按部就班地進行。女性的生理年齡無法逆轉。老化的卵子也是一條不歸路，也許你現在不知道自己想要什麼，但希望看完這本書之後，可以給你一點靈感和勇氣，讓正在閱讀的你放手成就自己想做的事情。

期待大家都可以變成幸福快樂的人，因為，你的幸福，你決定。

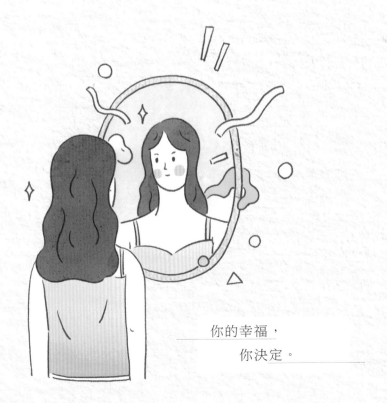

你的幸福，
你決定。

關於 TFC ——
臺北婦產科診所生殖中心
Taipei Fertility Center

TFC（Taipei Fertility Center），全名為臺北婦產科診所生殖中心，由台灣試管嬰兒之父曾啟瑞教授創立。1985 年，曾醫師參與並創造台灣第一位試管嬰兒的誕生，迄今始終秉持維護病人權益、重視醫療品質、並持續培育醫界人才的心願；曾醫師多年來在國際及台灣醫學界累積的影響力，在 2019 年形塑了他理想中的亞洲旗艦型生殖中心——TFC 臺北婦產科診所生殖中心，希望打造與世界零距離的服務，以全人為中心的人文精神和放眼國際的品牌門戶作為理念，創造令醫病雙方倍感舒適和尊重的優質環境。

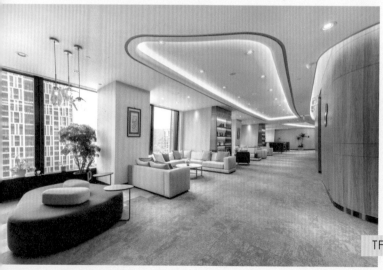

TFC 候診區

　　TFC 擁有高規格的亞洲指標實驗室與 24 小時不斷電的安心舒適環境、更依據 2018 年國際生殖醫學專家制定的實驗室標準「開羅共識」打造胚胎實驗室，嚴格監測溫度、濕度、壓力、落塵、VOC 有害氣體（揮發性有機氣體）等環境項目，並即時連線雲端管理員調整誤差，以最高級控管的環境及空氣品質來提升胚胎的著床成功率及活產率，為生殖療程品質嚴格把關。

　　生殖醫學是一項力求滿分的藝術，不是一百分就是零分，TFC 致力幫助更多夫妻迎接新生命，讓台灣生殖醫學品牌能永續經營、揚名國際。

TFC 臺北婦產科診所生殖中心
https://www.tfcivf.com

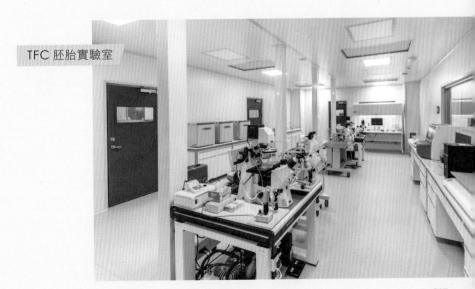

TFC 胚胎實驗室

HD 7019

凍卵預留卵實力，
我的幸福我決定！

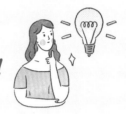

作　　　者	曾琬婷Wan Tseng
審定校稿	TFC臺北生殖中心 行銷團隊、營養師團隊
企劃選書	梁瀞文
責任編輯	梁瀞文

行銷經理	王維君
業務經理	羅越華
總編輯	林小鈴
發行人	何飛鵬
出　　　版	原水文化
	台北市民生東路二段 141 號 8 樓
	電話：02-2500-7008　傳真：02-2502-7676
	網址：http://citeh2o.pixnet.net/blog E-mail：H2O@cite.com.tw
發　　　行	英屬蓋曼群島商家庭傳媒股份有限公司城邦分公司
	台北市中山區民生東路二段 141 號 2 樓
	書虫客服服務專線：02-25007718；02-25007719
	24 小時傳真專線：02-25001990；02-25001991
	服務時間：週一至週五上午 09:30-12:00；下午 13:30-17:00
	讀者服務信箱 E-mail：service@readingclub.com.tw
劃撥帳號	19863813；戶名：書虫股份有限公司
香港發行	香港灣仔駱克道193號東超商業中心1樓
	電話：852-2508-6231　傳真：852-2578-9337
	電郵：hkcite@biznetvigator.com
馬新發行	城邦（馬新）出版集團
	41, Jalan Radin Anum, Bandar Baru Sri Petaling,
	57000 Kuala Lumpur, Malaysia.
	電話：603-9057-8822　傳真：603-9057-6622
	電郵：cite@cite.com.my

插　　　畫	Nic徐世賢
攝　　　影	子宇影像
美術設計	鄭子瑀
印　　　刷	卡樂彩色製版印刷有限公司
特別感謝	王瑞生醫師、張書敏營養師、黃亭潔

初　　　版	2022年2月24日
定　　　價	500元
ISBN	978-626-95742-0-9

城邦讀書花園
www.cite.com.tw

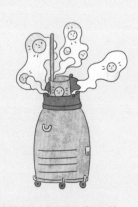

國家圖書館出版品預行編目資料

凍卵預留卵實力，我的幸福我決定！/ 曾琬婷著 .
-- 初版 . -- 臺北市：原水文化出版：英屬蓋曼群島商家庭傳媒
股份有限公司城邦分公司發行，2022.02
　　面；　公分 . --
ISBN 978-626-95742-0-9（平裝）

1.CST: 婦科　2.CST: 人工生殖　3.CST: 婦女健康

417.1　　　　　　　　　　　　　　　　111000916